効く健康法
効かない健康法

岡田正彦
新潟大学名誉教授

Discover

はじめに

年齢を重ねるにつれ、親しい人との会話の中で、健康に関する話題が増えてきているのではないでしょうか？

「医者に休肝日を設けるように言われた」とか、「検診結果を見た妻が塩分と揚げ物を控えた食事にするって」などなど……。テレビの健康番組やコマーシャルも花盛りで、病気についての脅し文句とともに、劇的な効果を謳った健康法や怪しげな新商品が続々と登場しています。

そんな話を聞くにつれ、ついつい信じてしまい、「やってみようか！」と思うこともあるのでは？

しかし、巷《ちまた》にあふれる健康情報には、「エビデンス」のないものが多いので注意が必要です。エビデンスとは、１９９０年代のはじめころ、医学分野で提唱された考え方で、「エビデンス・ベースド・メディシン」という言葉がもとになっています。「医療は科学的根拠にもとづいて行われるべき」という意味です。

科学的な根拠とは、少なくとも次の3つの条件を満たす研究から得られたデータを指します。

①大勢の人間を対象にして調べた
②比べる相手を公平に用意した
③長い年月をかけて結果を見届けた

こうして考えてみると、巷にあふれる健康法のほとんどが、エビデンスのないものであることに気づきます。たとえエビデンスがあるように説明されていたとしても、商売を優先するあまり、データを捻じ曲げてしまい、誇大広告になっているものが多いように思います。消費者にとって、巷の健康情報が正しいかどうかを判断するのは容易ではありません。

そこで、エビデンスを明示して、読者が巷で話題の健康法について正しい判断ができるように本書を書くことにしました。私が長年、予防医療学・医療統計の分野で得てきた知識とデータをベースに、本当に効く健康法と実は効かない健康法をあきらかにしました。

さて、本書には3つの特徴があります。

第一は、これまで私が読んできた膨大な医学論文の中から、信頼のおける情報を選《え》りすぐって紹介していることです。さまざまな健康法の効果を冷静に判断し、宣伝に騙《だま》されない方法も合わせて述べました。

第二に、健康法とは一人ひとりの体質で異なるもの、という視点で情報を整理したことです。どんな検査値、どんな病気にもいえることですが、そこには体質が大きく関係しており、かつその体質には個人差があります。体質は、遺伝子によってほぼ決まっていますが、ダイエットなどによって変わることもあります。

自分の体質を知って、はじめて「正しい健康法」がわかります。こうした観点で健康法をまとめた本書は、ほかの書籍とはひと味違う内容になっていると自負しています。

そして第三は、同じ健康法でも、昔と今とでは意味が異なるという視点を重視したことです。昔から言われている健康法には、医学的に正しくとも今の時代にそぐわないものもあります。ひと言でいえば、昔は「栄養不足」が主な関心事でしたが、現代では「食べすぎ」が重要なテーマになっていることです。

本書では、「過食の時代」を背景にした健康法を紹介しています。もちろん、食事以外にも、昔と今とで大きく変化している状況がありますから、さまざまな時代背景を考慮しました。

「自分はどうすれば……?」と考えながら読んでいただけるとうれしいです。

著　者

効く健康法　効かない健康法

もくじ

Chapter 1
この「食事」で本当に健康になれるのか？

Chapter1 まとめ

Chapter2 この「**運動と休養**」で本当に健康になれるのか？

Chapter2 まとめ

Chapter3 この**「ダイエット法」**で本当に痩せるのか？

Chapter 4 この「民間療法」で本当に健康になれるのか？

Chapter 4
まとめ

民間療法についての基本的な考え方

Chapter 1

この「**食事**」で本当に健康になれるのか？

ホント?

ウソ?

01

タマゴは1日1個に留めるべき?

■「タマゴは1日1個まで」は誰が言い出したのか？

食料が豊富になり、過食の時代を迎え、人々の血中コレステロール値が徐々に上昇してきました。コレステロールが心筋梗塞の原因であることもわかり、世界各国の学会やお役所が、コレステロールの摂取量を制限すべきと考えるようになり、「タマゴは1日1個」という話が生まれました。

たとえば、アメリカ心臓学会は幾多のエビデンスをもとに、1日のコレステロール摂取量を300mg以下にすべきという勧告を出しました。一方、日本の厚生労働省が公表している「食品交換表」によると、中サイズのタマゴの黄身に含まれるコレステロール量が平均でおよそ280mgとなっています。

印象的な「タマゴは1日1個まで」というフレーズは、誰が言い出したのかわかりませんが、結果的に大正解だったことになります。

地中海を取り囲む国々には、昔から長寿で知られている地域が多く、多くの研究者が研究対象としてきました。アメリカ心臓学会もこの点に着目して、「地中海地方の食事に見習おう」というスローガンのもと「地中海ダイエット」などを提唱するようになりました。その中にも「コレステロール摂取量を制限すべき」との記述が盛り込まれていました。体質や検査値にかかわらず、誰もが1日のコレステロール摂取量を300mg以下にすべきという見解だったのです。

コレステロールに限らず、体質の差は検査値に大きな影響を与えます。たとえば、**食べたコレステロールのかなりの量が血液中に出てきて動脈硬化症を起こす人、あるいはいくら食べても血液中に入らずに便になって出てしまうという人がいます。**こうした両極端の人がいて、ほとんどの人はその中間のどこかに位置しています。

この点を理解する上で貴重な研究報告があります。今から30年くらい前、アメリカの医学誌にその論文は載っていました。

そこには、毎日25個ほどのタマゴを生涯食べ続けても、コレステロール値がまったく上がらなかった男性の例が報告されていたのです。その人の総コレステロール値は150〜200mg／dlだったそうですが、正常範囲は220mg／dl以下ですから、まったくの正常です。

論文の執筆者たちは、そのあと詳細な研究をして、原因をつきとめました。この人は肝臓を経て腸に排出されるコレステロールが、通常の人の2倍をはるかに超えていました。コレステロールの一部は、肝臓でつくられ、十二指腸に排出される胆汁の原料となるのですが、この人は口にしたコレステロールのほとんどすべてが胆汁に変換されていたことがわかったのです。

これは病気によるものではなく、体質のひとつと考えられます。つまり、タマゴをいくら食べても病気にならない体質の人もいるということです。

自分がどのような体質かを判定するのは難しい問題です。幸い、病院で受けたコレステロールの検査値から、ある程度の推測が可能なので、まず自分の体質を知ることです。

■現代人はコレステロールを取りすぎ

では、コレステロールの検査値が高いと、どうなるのでしょうか？

血液中にコレステロールが多すぎると、血管壁にこびりつき、動脈硬化の原因となります。そして、心筋梗塞や脳卒中などさまざまな血管の病気を引き起こします。

そもそも人間は、太古から植物や海の生物を食べてきました。そのような地球環境に合わせて遺伝子も進化してきたのですが、その間、地球上の食べ物に合わせて生き延びられるように、たとえば体内のコレステロール量をコントロールする仕組みも育ってきました。

つまり、大量のコレステロールを口にするという習慣は人類の長い歴史の中になく、つい最近はじまったものであることがわかっています。コレステロールは主に動物の肉、内臓、タマゴなどに多く含まれていますが、それらの食品を大量に食べられるようになったのは、つい最近のことだからです。

古代人がどれくらいのコレステロールを食べていたかを正確に知る方法はありませんが、ある研究者は、血中ＬＤＬコレステロール値は30㎎／dlくらいだっただろうと推測しています。現代人の血液中のＬＤＬコレステロール値は１２０㎎／dlくらいですから、昔に比べると格段に高くなっていることがわかります。

そんな歴史から、人間は体内でコレステロールをうまく処理する機能が育たなかったのでしょう。そのため、少しでもコレステロールを取りすぎると、余ったものが血管の壁にこびりつき、動脈硬化症になってしまうのです。**現代人は、コレステロールの取りすぎですから、肉の脂身、乳製品、タマゴなどを食べすぎないようにすることです。**

では、食品から摂取するコレステロールは、どこまで減らしてよいのでしょうか?

結論を先に言えば、必要なコレステロール量は肝臓でつくられているので、食事から取るコレステロールはきわめて少なくても大丈夫だと思われます。どの食品にもいくらかのコレステロールは含まれているので、意識して取る必要はありませんし、現代人の食生活からコレステロール摂取をゼロにすることもできないのです。

■コレステロール値は食事では大きく変わらない!?

コレステロールでいつも話題になるのはタマゴです。

タマゴには、コレステロールだけでなく必須アミノ酸や良質の脂質、ビタミン、ミネラルなども豊富に含まれています。とくに白身には、たんぱく質が多く含まれており、卵白でつくったプロテイン・サプリメントをスポーツ選手などが愛用しているようです。日々の栄養バランスを考えると、タマゴ1個ぐらいは、むしろ食べたほうが健康にはいいと言えそうです。

とくに成長期の子どもは、タマゴを1日2個くらい食べても問題ないと思われます。ただし、食習慣は子どものころに形成されるので、教育上の配慮も忘れないことです。

ちなみに、2015年5月、日本動脈硬化学会が「食事で取ったコレステロール量と血中コレステロール値とは関係がない」との驚きの声明を発表しました。これまで厚生労働省は、コレステロールの摂取量を、18歳以上の男性は1日あたり750mg未満、女性は600mg未満としていました。しかし5年おきに改定する「食事摂取基準」の2015年版では、学会の声明に呼応して、この基準を撤廃しました。

ただし、食事でコレステロールを気にしなくていいのは、検査値に異常がない人に限ることも強調しておきましょう。

？ タマゴは1日1個に留めるべき？

○

血液検査のコレステロール値で異常がなかった人は、コレステロールの摂取量をそれほど気にしなくともよいが、タマゴは1日1個ぐらいにしておいたほうが無難。子どもは少し多めに食べても大丈夫。

ホント？

ウソ？

02

牛乳は人間の体に合わないから飲まないほうがよい？

■牛乳で気をつけるべきは中性脂肪

牛乳は、牛の赤ちゃんの大事な栄養源であると同時に、人間にとっても大切な食品です。とくに乳幼児から中学生ぐらいまでの成長期の子どもにとっては、重要、かつ手軽な栄養源として欠かせない存在となっています。

しかし、忘れてならないのは、牛乳はあくまで成長期の子どもの栄養源だということ。大人にとっては、脂質の量が多すぎるという点に注意を払う必要があります。

脂質というのは、コレステロールと脂肪酸のことです。意外と誤解されているようですが、牛乳にはコレステロールがほとんど含まれていません。牛乳に含まれていて、健康に影響を与えるのは動物性脂肪です。

脂肪酸などの成分が各食品にどれくらい入っているかは、可食部(食べられる部分)100gあたりの値として公表されています。それによると、牛乳に含まれる脂肪酸は、それほど多くなく、3.7〜5.1gほどです。これに対して牛肉では、部位によってばらつきはありますが、100gあたり9〜73gと、かなり多めです。

ここで気をつけなければならないのは、**100gあたりの量で見ると間違いを犯してしまうということです。200gの牛肉を毎日食べる人はあまりいないと思いますが、200㎖くらいの牛乳なら誰でも飲んでいそうです。**牛乳を毎日ガブガブ飲んでいる人は、脂肪の取りすぎになりやすいのです。体質によっては、血液中の中性脂肪の値が異常に高くなってしまう人もいます。

私の患者さんで、中性脂肪値が高く、健康な人の20倍を超えている人がいました。その人の食生活を聞いてみたところ、牛乳、乳製品の摂りすぎであることがわかりました。水代わりに毎日2リットルも牛乳を飲み、バターやチーズも大好きだということ。早速、食事指導を行ったところ、その人の中性脂肪値はすぐに下がりました。

■牛乳は大人にとっては脂肪分が多すぎる

中学〜高校生くらいまでは、摂取した食品のカロリーが体の成長にも使われています。大人が、牛乳を飲みすぎて検査値が悪化してしまうのは、摂取したカロリーを日々消費しきれないからです。また年をとるにつれ基礎代謝量も減少していきますから、ますます余ってしまいます。

「基礎代謝量」とは、生命維持のために刻々と使っているカロリーのこと。正確な定義は、「食事を半日以上せずに、20度くらいの温度の部屋で、何もしない状態で座ったままでいたときの消費カロリー」です。何もしていなくとも、呼吸をしたり、心臓を動かしたり、脳を働かせたりしているため、かなりのカロリーを消費しているのです。

終戦後、しばらく食品の種類も量も不足していたため、比較的カロリーの高い牛乳を飲むことが奨励されました。栄養失調などという言葉が頻繁に聞かれた時代でした。しかし、今は高カロリーな食品が市場にあふれています。食事やおやつをたくさん食べ、その上で牛乳まで飲んでは、脂肪過多、栄養過多になるに決まっています。牛乳は、大人のための食品ではありません。

もちろん牛乳を飲んではいけないということではなく、タマゴもそうですが、さまざまな食品を組み合わせ、バランスのよい食事を心がけるということにつきます。

牛乳に関しては、怪しげな危険説も流布されています。がん、動脈硬化、糖尿病、白内障、骨粗しょう症など重大な疾患を引き起こす危険性があると指摘している人がいるのですが、そうしたことを示すエビデンスはいっさいありませんので、安心して飲んで大丈夫です。

ただし日本人には、乳糖を分解する酵素が足りない人が多いともいわれています（乳糖不耐症）。牛乳を飲むと下痢をするのが特徴ですが、かなり飲んでも平気な人もいて、個人差があります。日本人は、欧米人に比べて牛乳を飲む量が少ないため、自分で気がついていない人もいます。

牛乳を飲むと下痢をするという人の中には、食物アレルギーによるものもあります。これは牛乳だけでなく、どの食品も、体質によって起こりうる現象です。食物アレルギーの特徴は、飲んだり食べたりした量にかかわらず症状が出ることで、ときには下痢に留まらず命に関わるような激しい症状を起こすこともあります。

また、冷たい牛乳を一気に飲んで、下痢をすることもあります。これは、胃腸がいきなり大量の冷たい飲料にさらされて起こる過剰反応です。とくに夏場は、冷たい飲料の一気飲みをしないことです。

牛乳は人間の体に合わないから飲まないほうがよい?

牛乳で問題があるとすれば、大人が大量に飲んだときに中性脂肪の検査値を悪化させること。成長期の子どもはたくさん飲んでも構わない。

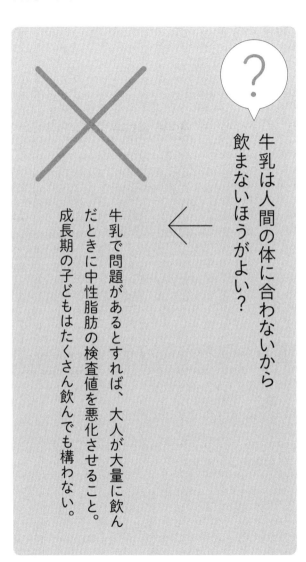

ホント？

ウソ？

03

塩分を取りすぎては いけない？

日本人はまだまだ塩分過剰

昔から、動脈硬化症や脳卒中の原因として高血圧が注目されてきました。その高血圧が、過剰な塩分摂取で起こることが科学的に証明され、以来、世界中で「減塩」が叫ばれるようになりました。

正確な記録は残っていませんが、1950年代、東北地方では1日の塩分摂取量が1日25g(大さじ約1杯半)ほどもあったそうです。重い高血圧症になる人も多く、私が子どもだったころ、近所のお年寄りが脳卒中となり、半身麻痺となって片足を引きずりながら歩いている姿をよく目にしたのを記憶しています。

当時から、厚生省(現・厚生労働省)や各市町村の取り組みによって減塩が進められ、現在では脳卒中の発生率が劇的に減っています。統計によれば、脳卒中は昭和50年代まで、わが国の死亡原因の第1位でしたが、現在では第4位にまで下がってきています。

塩分は、体内で筋肉の収縮や神経の活動などを助ける働きをしています。塩分は人間が生きていく上で必須の成分なので、体からまったく失われてしまうと、生きていくことができません。夏場に「汗を大量にかいたときには塩分を補給しましょう」といわれるのはそのためです。

では、太古の人間はどうだったのでしょうか。植物や海の生物を食べていた時代の塩分摂取量を推測しているある研究者によると、1日3g程度だったそうです。それに比べて、現代の日本人は、厚生労働省が算出した数値によると、1日平均で11g程度とされています。しかし私は、それよりははるかに多いのではないかと感じています。

塩分を取りすぎると、まず血圧が上がります。

その理由を考えてみましょう。

長い人類の歴史の中では、血液の塩分濃度は、それほど高くない状態が続いていました。遺伝子もそのように進化してきたため、塩分濃度が高まりすぎると体に不都合が生じて命に関わる事態ともなります。

基本的には、尿中に余分な塩分を排出することで、微妙な塩分濃度の調節が行われています。血液中の塩分濃度が高い状態が続くと、血圧を上げて尿量を増やそうとする信号が出されるのです。

日本人は総じて塩分過剰の食生活となっているので、かなり減らす必要があります。ただし、どんな食事療法にも言えることですが、現状を極端に変えないことも大事です。塩分を減らすときも徐々に減らしていくようにしてください。長い時間をかけることによって、体内環境が調整されていくからです。

どのような食品に、何グラムくらいの塩分が含まれているか、おおよそのところを覚えておくとよいでしょう。

まず主食です。パンは、製造過程で塩が加えられるので、塩分ゼロではありません。うどんも同様です。うどん、そば、ラーメンなどの麺類は、つゆやスープにかなりの塩分が入っています。

その点、お米には塩分がほとんど含まれていませんし、精米の過程で塩分が加えられることもありません。ご飯は塩分がまったく含まれていないという意味でも、優良食品といえるでしょう。

食卓の塩・しょうゆ・ソースをやめる

家庭でつくる料理についても見直してみましょう。毎日食べるものですから、味付けが濃すぎないか、点検をしてみてください。

もし外食の料理などに比べて著しく濃いようであれば、調味料の量を減らすことです。ただし、急に塩分を減らしてしまうと物足りなさを感じてしまい長続きしませんから、少しずつ減らしていったほうがよいでしょう。

次に、**塩やしょうゆ、ソース、マヨネーズ、ドレッシングなどが常にテーブルに置いてある家庭は、これをやめましょう。**

野菜サラダはドレッシングなどをかけずにそのまま食べると思いのほかおいしいものです。塩分の代わりの味付けとして、マスタードや七味唐辛子などを試してみるのもよいかもしれません。レモン汁なども塩分が少なく調味料の代用品となるのでおすすめです。
外食も、昔に比べるとかなり薄味になりましたが、まだまだ味付けの濃いお店が少なくありません。そういう店にはなるべく行かないことです。

日本そばやラーメンなどを食べるときは、つゆ、スープを飲む量を減らすようにしましょう。とくにラーメンは要注意です。お店によっても異なるでしょうが、たとえば具だくさんのとんこつラーメンなどになると、(私の推測で)1杯で塩分が15gくらいは入っていると思われます。

外食をしたあと、のどが渇くことがありますが、これは血中の塩分濃度が一時的に上がったためです。汗もかいていないのにのどが渇くときは、食事中の塩分量が多すぎたかもしれないと考えてください。

味覚は子どもの成長とともに育ち、そのまま大人になってからの食習慣につながります。子どもは最初から薄味で育てることです。

詳細は述べませんが、塩分過多は胃がんの原因であることもわかっています。塩分の取りすぎによる健康被害を決して侮らないことです。

なお、ここまでの話とは逆になりますが、汗をかいたあと水分をたくさん取るときには、塩分もいっしょに取るようにしてください。スポーツなどで出かける際は、塩入りの飴玉などをポケットに入れておくのもよいでしょう。

熱中症を予防するために水分を取るときも、塩分補給を忘れないようにしてください。塩分を取らずに水だけを大量に飲むと、「のどが渇いた」という信号が発せられなくなり、脱水の状態がむしろ進行してしまいます。

?

塩分を取りすぎてはいけない?

↓

日本人の食生活はまだまだ塩分過多でありもっと減らすべき。過剰な塩分は胃がんの原因にもなる。ただし、大量に汗をかいたときや大量に水を飲んだときには塩分補給が必要。

ホント？

ウソ？

04

にんにくを食べると体力が回復する？

にんにくだけでは元気は出ない

にんにくを食べると元気が出るような気がします。にんにく入りの健康食品がたくさんあり、にんにくの成分を医薬品にしたにんにく注射（ビタミンＢ１）なるものまであります。

にんにくには、ぶどう糖をエネルギーに変える際に働くビタミンＢ１が豊富に含まれています。また、アリインという物質が多いことでも知られています。この物質は、体内に入るとアリシンに変化し、ビタミンＢ１を助ける働き（補酵素という）をします。

このアリインやアリシンの「アリ」をとってつくられ、大ヒットした医薬品がアリナミンでした。アリナミンが配合された栄養ドリンクも販売されていて、どれも売れ行き好調のようです。

ひところ、病院で大量にアリナミンが使われていた時期があります。リウマチや心臓病の治療に飲み薬や注射薬として使われたのです。しかし病気を治したり、症状を改善したりすることを示すデータが得られず、病院での使用に大幅な制限が加えられて今日に至っています。

たんぱく質、炭水化物、脂肪の各栄養素は、体内で代謝され、カロリー源となっています。いわばガソリンです。この過程で働くものが酵素で、たとえば胃腸の中で食べ物を分解する消化酵素もそのひとつです。ただし酵素だけでは代謝を進めることができず、横から手助けをするものが必要で、それが補酵素です。補酵素の多くはビタミンからつくられています。

にんにくに含まれる**ビタミンＢ１やアリインなどの成分は、補酵素として働く、いわば潤滑油**です。それ自体、カロリーをもっていませんから、疲労回復にはつながらないのです。

もし栄養ドリンクを飲んで元気が出たような気がしたとすれば、主に2つの理由が考えられます。

ひとつは大量の糖分が入っていること、もうひとつはカフェインが入っていることです。だとすれば、わざわざお金を出して栄養ドリンクを買うよりも、おいしいコーヒーに砂糖を入れて飲むほうがましなのではないでしょうか。

■にんにくやサプリメントの取りすぎは逆効果

にんにくがスタミナ食品だと考えられてきたのは、ステーキやレバニラ炒めなどを調理する際、いっしょに使われてきたからではないでしょうか。にんにくの香りは食欲を増進させますから、高カロリーの料理をたくさん食べることができ、それで元気になるという効果はあるのかもしれません。

どのビタミンも、エネルギー代謝の潤滑油ですから、なくてはならないものです。しかし、**必要なビタミン量は、普段の食事で十分に摂取できていますから、あえてサプリメントとして取る必要はありません。**

必要量以上の量を摂取しても、体の外に排泄されるか、体の中にたまって悪さをするかのどちらかでしかありません。

ビタミンB1に限らず、ビタミンE、ビタミンCなどのサプリメントがベストセラーになっています。しかし近年、これらビタミン・サプリメントの取りすぎによる健康被害が相次いで報告されています。法律上、サプリメントは単なる食品扱いですから、規制もほとんどなく、どこでも売っていますから、つい気楽に口にしてしまいます。しかし、取りすぎることによる危険性にも目を向けるべきでしょう。

健康食品は次から次へとブームになっては、忘れ去られていきます。最近の流行で言えば、甘酒もそのひとつかもしれません。甘酒を栄養ドリンク代わりに飲む人が増えてきているようです。私も甘酒は好きですが、単においしいと思うからです。甘酒はご飯に米麹を入れて発酵させたものであり、単なる炭水化物です。特別な効能は、期待しないほうがよいでしょう。

サプリメントに限らず、特定の食品にのめり込んでしまうと、一部の栄養素だけが過剰になり、健康被害を起こしてしまう危険性があります。どの栄養素が、どんな健康被害をもたらすのかについては、まだよくわかっていません。すべての食品を満遍なく食べることが、やはり健康的な食生活の基本です。

?

にんにくを食べると体力が回復する？

×

←

にんにくのスタミナアップ効果は単なるイメージにすぎない。ほどほどに食べるぶんには問題ないが、食べすぎないこと。

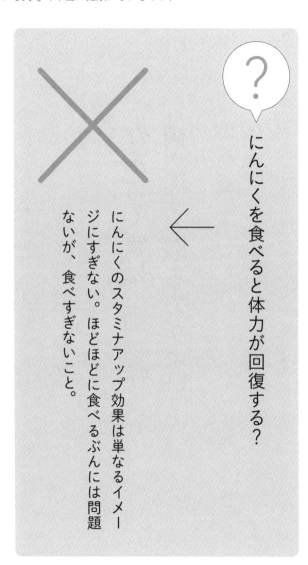

ホント?

ウソ?

05

たんぱく質は、動物性より植物性を取るのがよい?

肉食が問題なのは高脂肪だから

動物性のバターは高脂肪で動脈硬化症などの原因となりやすく、植物性のマーガリンのほうがヘルシーというイメージがあります。そのため、たんぱく質も動物性食品から取るよりも植物性食品から取ったほうがよいのでは、と考えている人が多いようです。しかし、たんぱく質には動物性と植物性の違いはなく、両者は同じものです。

ただし**食肉に含まれている脂質はかなりの量ですから、肥満で悩んでいる人や検査値に異常がある人は、たんぱく質を植物から取ったほうがいいことになります。**健康志向のベジタリアンは、そのような考えにもとづいた食生活をしている人たちです。

同じ動物性でも、食肉と魚では大きな違いがあり、魚のほうが体によい脂質を多く含んでいます。

脂質にはコレステロールと脂肪酸とがあります。食品中の脂肪酸は種類が多く、その組み合わせが食肉と魚とで大きく違っているのです。食肉は動脈硬化症を起こしやすいとされる飽和脂肪酸が多く、魚には体によいとされる多価不飽和脂肪酸が多く含まれています。その意味で、食肉より魚のほうがずっとヘルシーといえるでしょう。

和食は、どの観点からも理想的といえますが、あえて問題点をあげれば、先に述べたように少し塩分が多いのと、たんぱく質が足りないことです。

戦後、日本人の体格がよくなり、寿命も飛躍的に延びてきたことは周知のとおりです。その背景には、日本人の食卓に肉料理や乳製品がのるようになり、たんぱく質の摂取量が格段に増えたという食生活の変化がありました。

肉食が中心の欧米人には心筋梗塞などの病気が多いという事実もあるので、魚を中心に肉料理もときどき食べて十分量のたんぱく質を取る、というバランスが最適です。

欧米人に見られるもうひとつの特徴は、大腸がんが多いこと。近年、日本人も食生活の西洋化にともない、大腸がんが増えてきました。その原因が食肉にあるのは確かでも、どの成分ががんを引き起こしているのか、長い間、わかっていませんでした。

最近、**肉を焼いたときの焦げに発がん物質があることがわかりました。バーベキューなどで真っ黒になった肉は食べないようにすることです。**なお、魚の焦げには、今のところ発がん性は見つかっていません。

たんぱく質は、動物性より植物性を取るのがよい？

△ ←

たんぱく質自体は動物由来も植物由来も同じ。食肉が問題となるのは脂質が多いから。植物から取るのがいいが、動物性なら肉料理より、体によい脂肪酸を多く含む魚のほうが健康的。

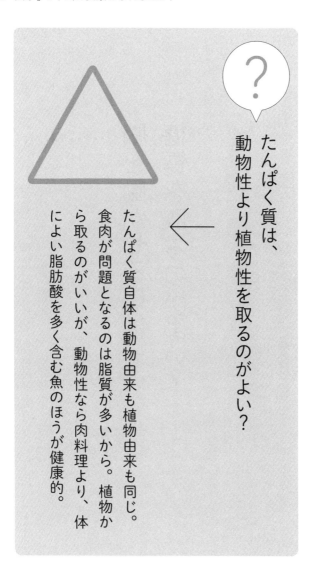

ホント？

ウソ？

06

脳を働かせるには糖質を取るのがよい？

■脳の糖分は普段の食生活で十分足りている

「脳を働かせるには糖分が必要！」というフレーズは、かつて菓子メーカーが、商品を仕事や勉強の間に食べてもらおうとコマーシャルに使ったことから、多くの人が知るところとなりました。

受験勉強などで頭をたくさん使ったらお腹がすいた、という経験をした人は多いと思います。それもそのはず、脳の活動には膨大なエネルギーが必要で、そのカロリー源が血液中の糖分（正確にはぶどう糖）だからです。血液中のぶどう糖が減少すると、お腹がすいたという信号が発せられる仕組みになっているのです。

血液中のぶどう糖が極端に減ると、頭が働かなくなるばかりか、極端な場合には失神してしまいます。ただし、これはあくまで極端な場合であって、**普通の食生活を続けていれば、（糖尿病などの病気がない限り）血液中のぶどう糖は十分に足りているはずです。**

血液中のぶどう糖は、きわめてすぐれたカロリー源であり、即効性もありますが、量に限りがあり、脳を働かせるだけで精一杯です。スポーツをするときのように大量のエネルギーを必要とするときには、血液中のぶどう糖だけでは足りず、筋肉中のぶどう糖（グリコーゲン）や脂肪が分解されてカロリー源となります。

もちろん、糖分を多く取ったからといって頭がよくなったり、仕事の効率が上がったりすることはありません。頭の回転をよくするために糖分を取るのは意味がないか、ときには（血糖値が上がりすぎて）有害です。

「脳を働かせるのに糖分が必要」というのは、お菓子を売りたい人たちが、宣伝文句として使ってきただけではないでしょうか。

またダイエット中の人は、脳に糖分を補給する目的で間食をすると、カロリーオーバーとなってしまう可能性が高く禁物です。糖尿病がある人、太っている人も、もちろんそうです。

脳のエネルギー補給よりも糖尿病に気をつける

生活の質を考えると、ぜひとも予防したい病気の第1位は糖尿病といえるかもしれません。

糖尿病は、かなりの割合で予防することができ、そのために心がけておくべきことがいくつかあります。原則は、血液中のぶどう糖濃度が上がりすぎないように、食生活を改善するとともに運動習慣を身につけることです。

血液中のぶどう糖濃度を検査としてはかったものが血糖値ですが、その値を直接的に上げる食品がご飯やパン、お菓子などの主成分である炭水化物です。血糖値が高い人が、まず気をつけるべきは炭水化物です。

炭水化物は、食べたあと体内でぶどう糖に変わりますが、食後、どれくらいのスピードで糖分に変わるかを示した数値をグリセミック指数（ＧＩ）といいます。グリセミックとはぶどう糖のことです。

このグリセミック指数は、ぶどう糖そのものを食べたあと、2時間後に血液中のぶどう糖が上昇した分を100として、個々の食品がその何パーセントになるかで示されます。数値が高いほど早くぶどう糖になることを意味しています。

ぶどう糖は、ドラッグストアなどでも売られていますが(糖尿病の患者さんが薬を飲んで血糖値が下がりすぎたときに使うもの)、これを飲んだときのグリセミック指数が100となります。炭水化物がゼロの食品を食べたときのグリセミック指数は当然、ゼロです。

簡単にいえば、消化のよい食品や料理ほど、すぐに血液中でぶどう糖に変わりますが、その分、使い切れずに長時間、血液中に留まることになり、糖尿病や肥満の原因になりやすいとされています。

要するに、**グリセミック指数が低い食べ物を食べたほうが、体にはよいということになります。ゆっくりじわじわとぶどう糖に変わっていくため、血液中にたまりにくいからです。**

グリセミック指数が低い食べ物ほど、昔の言い方をすれば「腹持ちのいい食べ物」

ということになります。腹持ちがいい食品の代表といえばご飯ですが、ご飯はグリセミック指数がパンや麺にくらべて低いからです。

多くの食品や料理についてグリセミック指数がわかっています。次ページに、代表的なデータをまとめましたので、参考にしてください。

■消化の悪い食べ物ほど体によい

グリセミック指数の話からわかるのは、あえて逆説的な言い方をすれば**「消化の悪いものほど体によい」ということです。消化がよすぎると、ぶどう糖が使われずに血液中に留まる時間が長くなり、糖尿病や肥満の原因になるのです。**

一般に、よく調理されているものほど、グリセミック指数は高くなります。たとえば、よく煮込んだレトルト食品などがそうです。同じお米を使っていても、炊いたご飯にくらべて、せんべいのほうが、グリセミック指数が高くなっています。

もちろん病気のとき、とくに体力や胃腸が弱っているときは、消化のよい食べ物のほうが体にいいに決まっています。

おもな食品のグリセミック指数

食パン	75
コーンフレーク	71
フライドポテト	63
納豆かけご飯	56
うどん	55
スパゲッティ	49
精白米	48
カップヌードル	46

パイナップル	59
バナナ	51
いちご	49
オレンジ	43
もも	43
りんご	36

せんべい	91
ドーナツ	76
ポップコーン	65
ポテトチップス	56
アイスクリーム	51
スポンジケーキ	46
プリン	44
チョコレート	40

コーラ	58
オレンジジュース	43
りんごジュース	41
ヨーグルト	41
牛乳	39

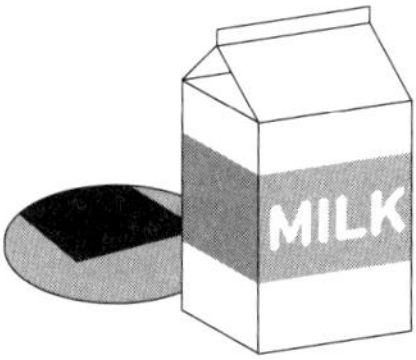

昔から「運動前はバナナを食べるのがいい」とか、「登山のときの非常食はチョコレート」などといわれてきました。これらの話に根拠があるのか、考えてみましょう。

バナナは不思議な食べ物で、さまざまな種類の糖分が食物繊維に包まれるように含まれています。でんぷん、ぶどう糖、果糖、ショ糖などがそうです。グリセミック指数もそれぞれ大きく異なっていて、即効性のあるもの、じわじわとぶどう糖に変わるものなどがバランスよく含まれているのです。

スポーツ選手が競技の合間にバナナを食べているシーンをよく見かけますが、理にかなっているわけです。バナナをはじめ果物の多くはグリセミック指数が低いので、糖尿病の人が食べても大丈夫です。

チョコレートは、本来、グリセミック指数が低く、スポーツに限らず非常食にも向いています。チョコレートの原料となるカカオ豆に脂質が多く、糖分があまり含まれていないことと、食物繊維も多いためです。ただし、砂糖を大量に加えた商品も多く、実際のグリセミック指数はさまざまです。

最近は、低グリセミック指数の話を飛び越えて、低カロリー、ノンカロリーの清涼飲料水が花盛りです。

そこで注意していただきたいのは、糖尿病の薬を飲んでいる人です。薬が効きすぎて低血糖になることがありますが、そんなとき、糖分を補給するつもりで自動販売機のノンカロリーの清涼飲料水を買ってしまうと悲劇です。清涼飲料水を買うときは、ぶどう糖果糖入りであることを確認しましょう。

飴玉もぶどう糖にくらべるとグリセミック指数が低いのですが、パンにくらべれば高いので、ジョギングなどスポーツをする人は、何個かポケットに入れておくとよいでしょう。

血糖値は下がりすぎると危険であり、上がりすぎてもよくないということを覚えておいてください。

？

脳を働かせるには糖質を取るのがよい？

×

←

糖分は通常の食生活で足りているので、脳のために特別に甘いものを取る必要はない。短時間にぶどう糖に変わるものばかりを食べていると、糖尿病や肥満のリスクとなる。

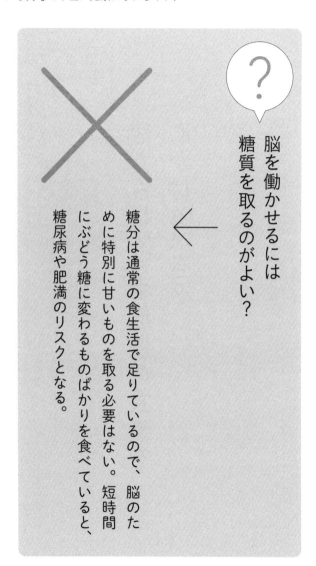

ホント？

ウソ？

07

高たんぱく・低脂肪の食事を心がけるべき？

「高たんぱく・低脂肪ダイエット」はやってはいけない

「脂肪」と聞くと、ついぜい肉を連想してしまいます。そのため肥満予防にはまず脂肪を減らさなければ、と考えてしまいがちです。

しかし脂肪（正確には脂肪酸）は、大切な栄養素であり、一定の量を毎日必ず取る必要があります。脂肪の摂取量を極端に減らしてしまうと、体内でのエネルギー代謝が止まってしまい、せっかくのダイエットも失敗してしまうことになります。

一方、たんぱく質も大切な栄養素で、細胞、筋肉、酵素などをつくる材料となっています。極端な飢餓状態でエネルギー源として使われることもありますが、通常は炭水化物や脂肪と異なり、余ったたんぱく質は体内に残らずに大便となって体外に排出されます。ですから、たんぱく質が原因で太ることはありません。

そんな知識のある人が、この高たんぱく・低脂肪ダイエットを考え出したのではないでしょうか。日本では最近の流行のようにいわれていますが、欧米では昔からダイエット法の定番としてあったものです。

結論から言いますと、炭水化物、たんぱく質、脂肪の各栄養素（3大栄養素）はどれも欠かせないものですから、高たんぱく質であっても、低脂肪であってもいけません。人間の体は、**3大栄養素のバランスがほどよく取れているときだけ、健康が保たれるようにできている**のです。

3大栄養素のバランスは、カロリー比でそれぞれ炭水化物55％、たんぱく質20％、脂肪25％くらいがよいとされています。この理想的なバランスに近いのが、われわれ日本人が昔から親しんできた和食で、ご飯と味噌汁、それに魚、納豆、豆腐、野菜、煮付けなどの組み合わせです。

すでに触れた「地中海ダイエット」では、私が子細に検討したところ、その内容は和食とまったく同じものであることがわかりました。

和食の栄養バランスは最高です。このバランスから外れることが正当化される唯一の例外は、高度な肥満があって医師の指導のもとで食事療法を行うときだけです。

？

高たんぱく・低脂肪の食事を心がけるべき？

×

←

高たんぱく・低脂肪ダイエットは、専門知識のない人が考えた、間違った方法。きわめて危険であることを認識する必要がある。

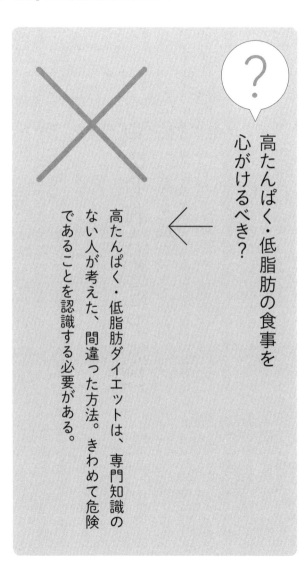

ホント？

ウソ？

08

魚のDHAやEPAは体にいい？

■アザラシの脂肪は体にいい

なぜDHA（ドコサヘキサエン酸）、EPA（エイコサペンタエン酸）という専門用語が、これほど有名になったのでしょうか？

その昔、グリーンランドに住むイヌイットは、哺乳《ほにゅう》類であるアザラシを常食としていたにもかかわらず、心筋梗塞にかかる人が非常に少ないことから専門家の注目を集めました。

さまざまな調査が行われた結果、**アザラシは、同じ哺乳類である牛や豚と脂肪酸の組成が違っていることがわかりました。とくにDHAとEPAという2種類の脂肪酸が多く含まれていることが判明したのです。**

この2つの脂肪酸が心筋梗塞を予防していたのではないかということになり、以来、大ブームとなったのはご存じのとおりです。これらを配合したお菓子、ドリンク剤、サプリメントなどが続々と発売され、お寿司屋さんまでが、これらの単語を使って宣伝するようになりました。

DHA、EPAは、多価不飽和脂肪酸と呼ばれ、血液を流れやすくする（血栓症を予防する）作用や酸化を抑える作用があります。

話は前後しますが、脂肪酸には飽和脂肪酸と不飽和脂肪酸とがあります。飽和脂肪酸は食肉に多く含まれ、常温で固まるという性質があります。一方の不飽和脂肪酸は、植物オイルや魚類に多く含まれ、常温でも固まりにくいというものです。

どちらの脂肪酸も人間にとって必要ですが、不飽和脂肪酸を多めに取っている人のほうが、病気になりにくいことがわかっています。

■DHAやEPAのサプリメントを取ってもムダ

しかし、だからといって、これらの成分をサプリメントで取ることがいいかどうかは別問題です。

DHAやEPAについては、さまざまな調査が行われてきました。たとえば、これらの成分が配合されたサプリメントを飲んだ人と飲まない人を、長期間かけて追跡したところ、寿命を延ばす効果はいっさいないことがわかったとのことです。

それどころか、これらのサプリメントを大量に摂取すると、死亡率が少し高くなるということもわかりました。脳出血などで死亡する人が、わずかながら増えていたのです。

DHAやEPAが、体によい脂肪酸であることは間違いないのですが、サプリメントとして多量に取るのは避けたほうがよさそうです。

■魚は丸ごと食べるのがいちばん

EPAやDHAに限らず、サプリメントの多くは、動物実験や試験管内で得られたデータ、あるいは昔からの言い伝えなどにもとづいて神話が形成され、それらが巧みなビジネス戦略によって流行となったものです。

しかし、人間の体は複雑ですから、試験管内の実験結果がそのまま当てはまるわけではありません。

耳触りがよく、都合のいい話だけが強調され、お金儲けの道具として利用されているのだということを知ってほしいと思います。

われわれは、普段、EPAやDHAを魚から取っています。魚が体にいい食品であることは間違いありませんが、そこに含まれる、（未知のものも含めた）さまざまな成分が総合的に作用した結果だと思われます。魚は、まるごと食べてこそ健康につながるものです。

魚のDHAやEPAは体にいい？

△

DHA、EPAは体によいという意味では○だが、サプリメントで取るのは×。これらをサプリメントとして飲んで長生きしたというデータはひとつもなく、ときに脳出血などが増えるので要注意。

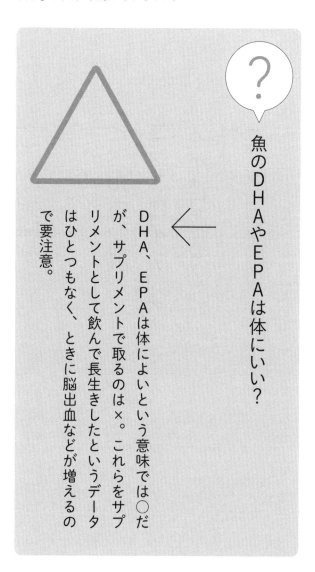

ホント？

ウソ？

09

ヒアルロン酸、コンドロイチンで体が若返る？

■細胞や関節の潤滑油となる「糖鎖《とうさ》」

ヒアルロン酸、コンドロイチン、グルコサミンなどを添加した食品やサプリメントが、高齢化社会を背景に売上げをのばしているようです。

これらの物質は、基本的には細胞どうしをつなぐ役割を果たしていますが、関節の軟骨や水分（関節液）にも含まれていることから、人々の関心を集めるようになったものです。いずれも関節には欠かせないものですが、年齢とともに減少するか、あるいは劣化していきます。そのため膝、腰などの痛みの一因となっていると考えられているのです。

ヒアルロン酸、コンドロイチン、グルコサミンなどは、健康な体を維持する上で欠かせない物質であることは確かです。

私も、かつて大学の研究室でこれらの物質を研究していたことがあります。これらは糖鎖と呼ばれているもので、糖分とアミノ酸などが結合していて、血管の内面や関節内、細胞の隙間などに存在し、接着剤や潤滑油、あるいは情報伝達の役割を果たしています。ワカメやジュンサイ、ナメコなど、ぬるぬるしている食品がありますが、あのぬるぬるも実は糖鎖です。イメージとしてわかりやすいのではないでしょうか。

糖鎖は無数に種類があり、関節内に多いのが、ヒアルロン酸、コンドロイチン、グルコサミンだったというわけです。

■「糖鎖」を単体で取っても無意味

そこで問題となるのは、これらの物質をサプリメントとして口にしたとき、そのまま関節内にまで届くのか、ということです。

食べたものは、すべて胃腸の中で消化酵素によってバラバラに分解されます。そうしないと胃腸から吸収して血液中に流せないからです。たとえば炭水化物は、白米のまま吸収されるわけではなく、ぶどう糖にまで分解され、目に見えない分子となって血液中を流れていきます。

ヒアルロン酸、コンドロイチン、グルコサミンの各物質についても同じことがいえます。

これらの名前が流行し始めたころ、私は、体内に吸収される割合がどれほどあるのか、文献をあたって調べてみたことがあります。その結果、完全に分解されてしまう物質もあれば、ごく一部だけが吸収される物質もあるなど、さまざまであることがわかりました。

大切なことは、たとえこれらサプリメントの一部が体内に吸収されたとしても、**関節の腫れがひいたり、痛みがなくなったりすることを証明したデータはひとつもない、ということです。** ヒアルロン酸、コンドロイチン、グルコサミンなどのサプリメントをいくら飲んでも、関節の症状がよくなることはないと考えたほうがよいでしょう。

では、テレビのコマーシャルなどで、「関節の痛みが楽になった」などと出演者が言っているのは、どういうことなのでしょうか?

それは、あくまでコマーシャルに出演した人が言っているだけであり、画面の下のほうに「個人の感想です」と小さく書いてあるとおりなのです。気は心ともいいますから、その人だけは、「こんなに高いお金を払って買ったのだから……」という気持ちが高じて、本当に症状が改善したのかもしれません。

日本では「医薬品、医療機器等の品質、有効性及び安全性の確保等に関する法律」(かつての薬事法)という法律があって、医薬品でないものについて「治る」とか「効く」などの宣伝はできないことになっています。健康食品メーカーは、その代わりに個人の感想を宣伝に使っているわけです。

また、すでに述べたとおり、サプリメントには、取りすぎによるリスクがあることも、認識しておく必要があるでしょう。

ヒアルロン酸、コンドロイチンで体が若返る?

ヒアルロン酸、コンドロイチン、グルコサミンは体に必要な物質。しかし、サプリメントで取っても意味がない。

ホント？

ウソ？

10

コラーゲンを食べると肌がプルプルになる？

いくら食べても分解されてしまうだけ

美肌効果があるとされるコラーゲン。ブームを受けて、冬場にはコラーゲン入り鍋料理がとくに若い女性に大人気のようです。

コラーゲンというのは、アミノ酸が糸状、あるいは板状に組み合わされたもので、すべて体内でつくられ、骨、軟骨、皮膚など体のあらゆる部分にあります。硬さやしなやかさを保つ大切な働きをしています。

加熱調理した食肉などに含まれるコラーゲンは消化・吸収されますが、それが体内でどのように利用されるのかは、まったくわかっていません。

少なくとも、口から摂取したコラーゲンが肌を若返らせたり、関節の痛みを防いだりする効果は、いっさい証明されていないのです。もちろん、お肌がプルプルになることもありません。

コラーゲン入り鍋料理などをたくさん食べたあと、お肌がツルツルになったとすれば、それは、いっしょに食べた脂肪たっぷりの具のせいかもしれません。

■食物繊維の効能とは？

コラーゲンはたんぱく質のひとつであり、食物繊維とは異なるものですが、誤解している人も多いようですので、ここで食物繊維の効能についても触れておくことにしましょう。

食物繊維の多くは、胃腸で消化も吸収もされません。**俗説では、便秘によいとか、がんを予防するとか言われていますが、根拠となるデータはありません。**ある研究者が、便秘で悩んでいる人の便を顕微鏡で調べたところ、食物繊維が団子状態となっていたそうです。**食物繊維は、むしろ便秘を促進してしまう**ようです。

大便の中身の大部分は未消化の食物繊維ですから、野菜や果物をたくさん食べる人は、大便の量が多くなるだけであって、決して便通がよくなったわけではありません。

食物繊維を消化してエネルギーにできるのは、ヤギや牛などの草食動物だけです。彼らは食物繊維を消化する酵素を持っているため、紙なども食べることができるのです。

人類も太古から植物の実や葉を食べてきたはずですが、なぜか食物繊維の消化酵素をもつには至らなかったのです。

■ビタミンCも美肌効果なし

「ビタミンCで肌がきれいになる」とも言われていますが、ビタミンCにそうした効果がないことは、すでに証明ずみです。

ビタミンCのサプリメントを飲んでいる人たちと、飲んでいない人たちの健康状態や肌の状態を長期間にわたってくらべたという調査がたくさんありますが、違いは見つからなかったとのことです。**ビタミンCは、風邪予防の効果もないことがあきらかになっています。**

ビタミンBやビタミンEもサプリメントの定番ですが、やはり、いかなる効果も見つかっていません。

それどころか、これらのサプリメントを過剰に摂取している人には、がんが多いことがわかり、業界に大きな衝撃が走りました。

どのようなサプリメントも、取りすぎた場合に健康被害が起こりうることがわかってきました。たとえ体によい物質であっても、それだけを取るのは無意味で、ときに有害だということです。

健康志向の高まりを受けて、それを狙ったビジネスがはびこっているので、要注意です。美肌を求めるなら、「栄養」「運動」「休養」という基本原則に立ち返ることが大切であり、近道でしょう。

?

コラーゲンを食べると
肌がプルプルになる?

×

加熱されたコラーゲンは、食べたあとバラバラに分解されて吸収されるが、それが美肌や健康増進に寄与することはない。

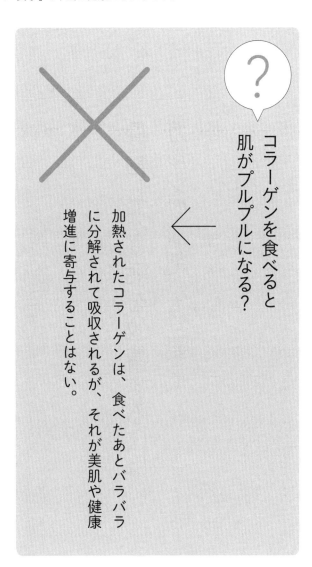

ホント？

ウソ？

11

骨粗しょう症を改善するにはカルシウム剤が必要？

■カルシウムを取れば「寝たきり」を防げる!?

骨粗しょう症になって困るのは、骨折を起こしやすくなるからです。

骨粗しょう症は、骨からカルシウムが抜けてしまい、骨密度が下がることによって起こる病気です。骨粗しょう症になった人のレントゲン写真を見ると、骨がスカスカになっています。

強度を失った骨は、転倒したり尻もちをついただけで、簡単に折れたり、つぶれたりします。骨折すると、長い間、ベッドで過ごさなければなりません。つまり寝たきり状態です。とくに高齢者の場合、寝たきりの期間が長くなり、その間、脳の活動も低下しがちで、認知症になってしまう人が多くなります。「骨折→寝たきり→認知症」は、老後、ぜひとも避けたい出来事のひとつといえるでしょう。

というわけで、カルシウムをたくさん摂取すれば、骨粗しょう症は予防できるはずと考えられるようになりました。病院では、骨粗しょう症を改善するため、大量のカルシウム剤が処方されています。

しかし、実際にカルシウム剤を飲んでいる人々を追跡調査したところ、骨折する人の割合は、ちっとも減っていないことがわかりました。それどころか、心臓病が増えたり、ときには骨折が逆に増えたりするなど重大な副作用があることも判明しました。

そのわけは、取りすぎたカルシウムが関節や心臓の弁にたまってしまうからです。また、過剰なカルシウムを尿中に排出する仕組みが働きすぎて、骨の中にある大切なカルシウムまで抜き取られてしまうからだと考えられています。

骨粗しょう症は、骨からカルシウムが抜けてしまう病気であることに間違いはありません。しかし、その逆は成立しないことがわかったのです。いくらカルシウムを補給しても、骨には入っていきません。

ヒアルロン酸、コンドロイチン、グルコサミン、コラーゲンなどについても同じことがいえることは、すでに述べたとおりです。

骨の代謝はそれほど単純なものではありません。カルシウム以外にも、さまざまな栄養素や体内の仕組みが総動員されて、はじめて丈夫な骨ができるのです。骨というのは、ただ硬いだけではダメで、しなやかさも大切です。年をとるにつれ、そうした仕組みの全体が衰えてくるのです。

繰り返しますが、カルシウムだけをたくさん取っても骨は丈夫になりません。

最近は、病院でもカルシウム剤をあまり使わなくなってきています。病院からカルシウム剤の処方を受けている人は、主治医に理由を尋ねてみる必要があるかもしれません。現在、骨折の頻度を少しだけ減らすことができる新薬が病院では使われています。カルシウム剤とはまったく異なる薬で、何種類かあります。

骨を強くするには運動がいちばん

骨折を防ぐために骨粗しょう症を予防しなければならないのは当然です。しかし、そのためにカルシウム剤を使うのが間違いであることは、すでに述べたとおりです。

さまざまな調査からわかってきたのは、次の2点を満たす人に骨粗しょう症が少ないという事実です。

①若いころにたくさん運動している

②魚をたくさん食べている

日常生活で骨粗しょう症を予防するためには、まず小骨のある魚を多く食べることです。小骨にカルシウムが多く含まれているのはもちろんですが、それ以外に、魚の身にもさまざまな栄養素が含まれていて、それらも含めて総合的に骨粗しょう症の予防に効いているものと思われます。

次に運動についてです。日々の運動で骨や関節に適度な刺激を与えることによって、骨を強くしなやかなものにする仕組みが働くようになるのではないかと考えられます。とくに若いころから習慣的に運動をしてきた人、あるいは長時間歩くような生活をしてきた人、重労働に従事してきた人などに骨粗しょう症が少ないのは、あきらかな事実です。運動していると転びにくくもなります。

年をとってからでも手遅れではありません。年齢にかかわらず、日々の運動は骨を丈夫にします。「骨折→寝たきり→認知症」という最悪コースを避けるためにも、日頃の運動を心がけてほしいと思います。

骨粗しょう症を改善するにはカルシウム剤が必要？

骨粗しょう症にカルシウム剤を使ってもダメ。魚をたくさん食べ、日々運動することで骨は強くなり、「骨折→寝たきり→認知症」という最悪のコースが避けられる。

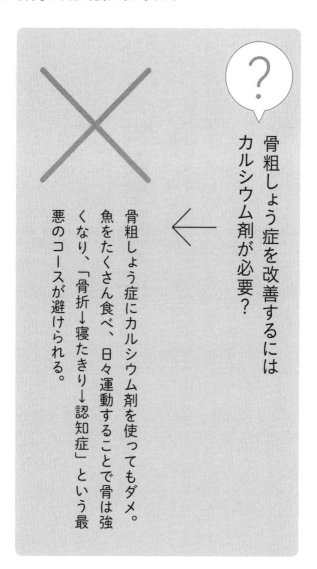

ホント？

ウソ？

12

無農薬野菜は体にいい？

完全無農薬の野菜は存在しない

輸入された農産物の残留農薬が問題になったことがあります。一部の国で発がん性のある農薬が使われていて、それが生鮮野菜に付着していたのです。

一方、国内では、無農薬がブームとなり、高い値段で取引されるようになりました。有機栽培のお米などは、通常の2倍もの値段がつけられているようです。

しかし、実際には、完全な無農薬というのはあり得ず、いくらかの農薬を必ず使っています。**農薬の使用が栽培期間外であれば、無農薬と標榜していいのだそうです。**

いずれにしろ日本では、発がん性のある農薬はいっさい使われていませんし、定期的な検査もなされているので、その意味では安心してよいでしょう。

輸入品の一部には、日本で許可されていない農薬が現在も使われています。たとえばアメリカでは、日米の考え方の違いもあって、日本国内で禁止されている農薬が一部で使われていたりします。中には、「もしかしたら発がん性物質ではないか？」と疑われているものもあります。

農薬のついた食品をずっと食べ続けて大丈夫なのかは気になるところですが、賢い消費者としては、以下の点に気をつければよいでしょう。

まず、野菜や果物のように生で食べるものは、水にしばらく漬けておいたあと、水道の流水で十分に洗うことです。

とくに、りんごなどの果物は皮ごと食べてほしいものですが、皮には当然、農薬が付着しています。

ある実験によれば、この方法で、9割くらいの農薬が洗い流されるそうです。私自身、りんごはこのような水洗いをして皮ごと食べています。

「野菜や果物には、生育中に根から吸い上げた農薬が残っているのでは？」との疑問もありますが、実際にはその心配はなさそうです。

数々の調査から、**農薬を気にして野菜や果物を食べないより、しっかり食べたほう**

がはるかに健康的と断言できます。

■リスクを気にして野菜や魚を食べないほうが不健康

この点については魚にも同じことがいえます。

今、世界中の海が汚染されていて、とくに人間が住む地域の近海ほど、化学物質による汚染が進んでいます。

魚について、興味深い調査が行われています。

魚は、どの地域で獲れたものでも、何らかの化学物質による汚染が必ずあります。そんな魚を食べることのリスクと、大切な栄養源である魚を食べないことの不利益を、実測データにもとづいてコンピュータで計算した人がいます。

それによると、汚染を心配して食べないことのほうが、はるかに健康にはマイナスだという結論が出たそうです。結論は、**汚染は避けられないが、それでも魚は食べたほうがいい**ということです。

すべての食品には、利益とともに何らかの不利益もあるものです。さまざまな食品を、偏ることなく食べるようにすることが生活の知恵といえるでしょう。

無農薬野菜は体にいい？

△

完全無農薬の農作物はなく、農薬の種類や使い方に違いがあるだけ。リスクを気にするより、きちんと野菜や果物を食べることが大切。

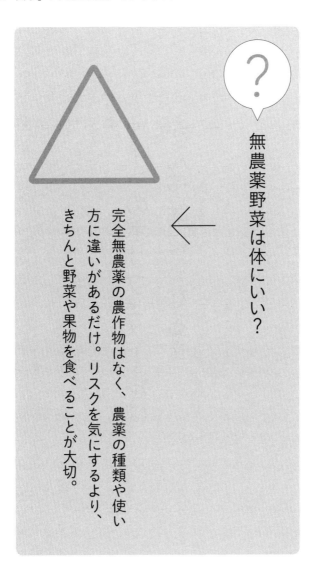

ホント?

ウソ?

13

ワインのポリフェノールはがん予防にもなる?

■抗酸化物質は、がんを予防する

赤ワインが、がんなどの病気を予防すると話題になったことがあります。あまりの売れ行きに、全国の酒屋さんの店先から赤ワインが消えてしまったというニュースも報道されたほどでした。

この出来事は、赤ワインにポリフェノールという成分が多く含まれていることがわかったとの研究発表があったのがきっかけです。この物質は、ワインの原料となるぶどうに限らず、どの野菜、果物にも豊富に含まれています。

ポリフェノールは、抗酸化物質と呼ばれるもののひとつです。**野菜、果物が体にいいのは、このような抗酸化物質が豊富に含まれているからです。抗酸化物質は、がんの予防効果に加えて、動脈硬化症の予防になることも証明されています。**

ところで、赤ワインをめぐる騒ぎには後日談があります。

ワインと健康との関係を調べる研究がたくさん行われ、赤ワインと白ワインには、健康に対する効果に差がないことがわかったのです。正確にいうと、ワインの原料となるぶどうの違いと、ワインの製造法により、ポリフェノールの含有量に違いが生じていただけだったのです。

抗酸化物質は老化をスローダウンさせる!?

抗酸化物質によるがん予防の効果を理解するには、発がんのメカニズムをおおよそ知っておいたほうがいいかもしれません。

がんは、複雑なメカニズムで生じる病気です。日光の紫外線、X線などの放射線、車の排ガスや工場の排煙などが体に作用すると、脂肪などの一部（原子）が壊れます。具体的には、原子の中の電子が、飛ばされた状態になるのです。そのままでは原子として不安定なため、もとの安定な状態に戻ろうとする力が働きます。その結果、周囲にある健康な原子から電子を奪い取ろうとする反応が起こります。この反応が連鎖的に次々と起こり、最終的に遺伝子を構成する原子まで壊してしまうことがあるのです。

遺伝子（DNA）の中には、細胞分裂の暴走を止めるブレーキ役（がん抑制遺伝子）があります。その部位がたまたま壊されてしまうと、細胞分裂が暴走を始めてし

がんが発生するしくみ

紫外線や放射線、
化学物質（排ガスや工場の排煙）
などの発がん要因

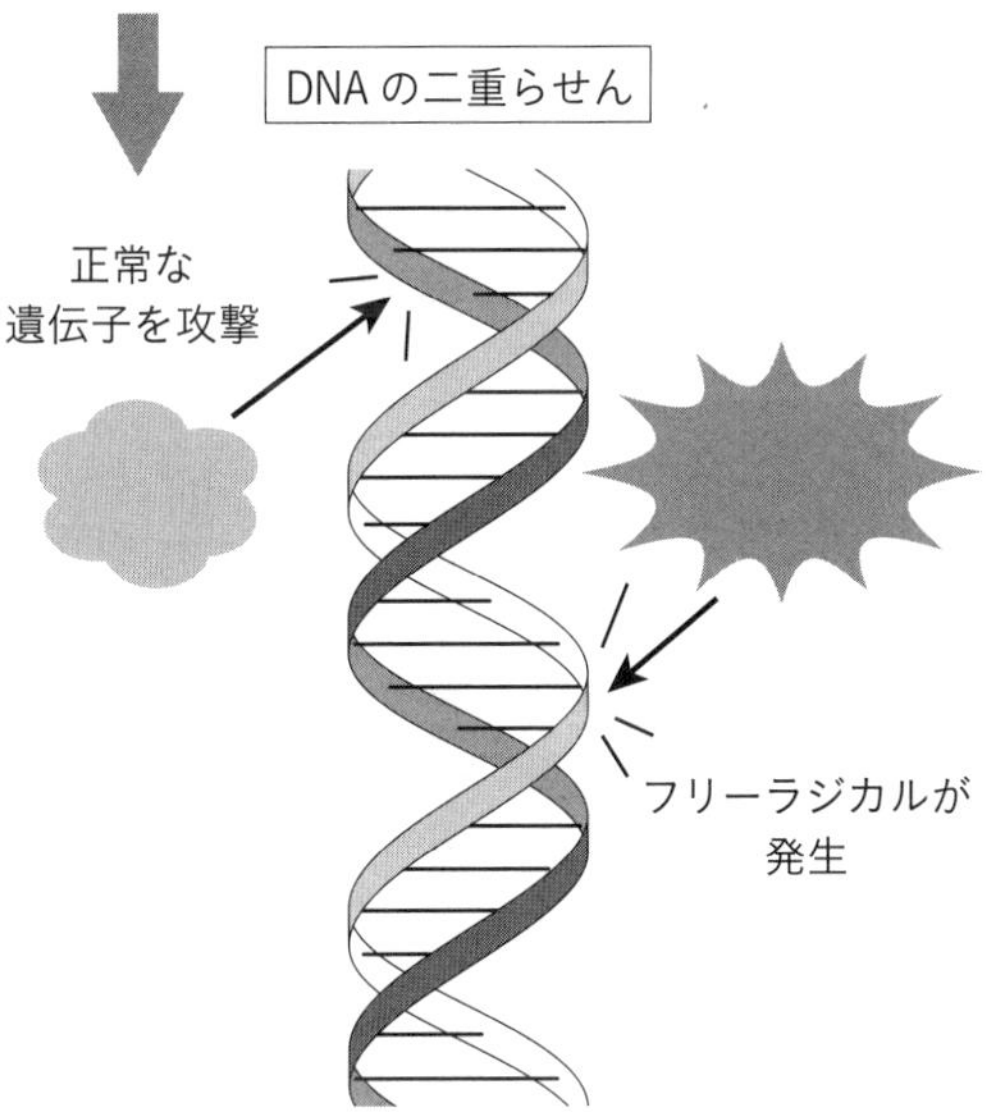

発がん要因によってフリーラジカルが
発生し、がんになる

まい、止まらなくなります（前ページ図参照）。これが、がんの正体です。

この過程で生じる壊れた原子は、フリーラジカルと呼ばれています。フリーというのは、分子が自由気ままに暴れ回ること、ラジカルは過激という意味です。

この過程は「過酸化反応」ともいわれ、抗酸化物質にはこれを止める力があります。言い換えれば、抗酸化物質とはフリーラジカルを消去するものです。

ビタミンC、ビタミンE、カロチノイド、ポリフェノールなどが抗酸化物質です。がんを予防するには抗酸化物質を含む食品、とくに野菜と果物を食べることです（前述したとおり、サプリメントを過剰に摂取するのはよくありません）。

ちなみにフリーラジカルは、体内のさまざまな出来事にかかわっていることが最近わかってきました。

たとえばフリーラジカルは、血管を傷めてしまうことから動脈硬化の原因と考えられるようになってきています。また、昔から疲労物質という言葉がありましたが、その正体がフリーラジカルであることもわかりました。さらに抗酸化物質には、老化をスローダウンさせる働きもあるのではないか、とさえいわれ始めています。

?

ワインのポリフェノールはがん予防にもなる？

○

←

ワインに含まれるポリフェノールなどの抗酸化物質は、フリーラジカルを消去し、がんを予防する。さまざまな野菜や果物に含まれる抗酸化物質は健康維持に欠かせない。

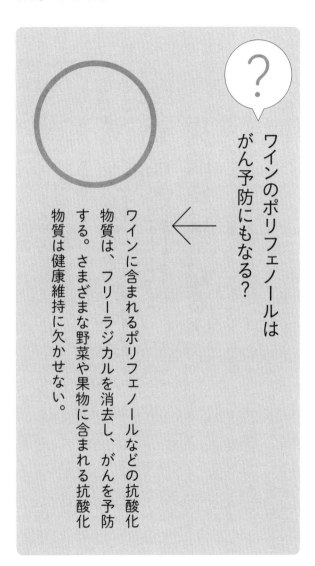

ホント？

ウソ？

14

プリン体の含まれた食品を避ければ尿酸値は下がる？

■炭酸飲料水はプリン体に注意

最近は、糖分を取りすぎることの問題が広く知られるようになり、カロリーゼロを謳った清涼飲料水も増えてきました。ノンアルコールのビールも大好評で、仕事中、あるいは妊娠中の女性でも飲める点がうけているようです。

しかし、この清涼飲料水が意外と曲者《くせもの》です。

欧米人に肥満が多いのは、ハンバーガーなど脂質の多い食事をしていることと、スイーツを大量に食べるせいだといわれてきました。

ところが最近は、新製品の炭酸入りの清涼飲料水が次々に登場し、コーラやサイダーしかなかった時代にくらべ、売上ものびているようです。外国旅行の経験がある人はわかると思いますが、欧米のレストランに入ると、ハンバーグなどとともに、ほとんどの人がラージサイズの炭酸飲料を飲んでいる光景を目にします。

炭酸飲料には、グラムあたりでいえば、わずかの量の糖分とプリン体が含まれているだけです。しかし欧米人は、これを大量に飲むことから、さまざまな病気の重大な原因と認識されるようになり、大きな社会問題となりつつあります。

炭酸飲料に糖分が含まれているのはわかりますが、プリン体とはいったい何者で、なぜ入っているのでしょうか？

炭酸飲料の味付けに果物が使われていて、それらに、わずかながらプリン体が含まれているためです。プリン体とはＤＮＡをつくる材料のひとつですから、どんな食品にも程度の差こそあれ必ず含まれているものです。

特徴のひとつは、血液中で、ある濃度を超えると針状の結晶をつくってしまうことです。これが関節に溜まって起きる病気が痛風なのです。関節が突然、腫れ、文字どおり風が吹きかかっても痛いという病気です。

炭酸飲料は、糖尿病や肥満の原因となるばかりか、痛風の原因であることがわかり、アメリカでは「ソーダ税」という税金をかけることにしたというニュースもありました。

プリン体は含有量だけでは測れない

最近、このプリン体について、もうひとつ意外な事実がわかりました。

テレビの健康番組では、毎日のようにプリン体が多い食品、少ない食品が紹介されています。多い食品の代表は食肉、モツ、ビール。少ない食品の代表はご飯、ソバなどの穀類、海藻などです。

これらのデータに間違いはないのですが、食品を口にしたあと、プリン体が体内でどのような代謝を受けるのか、あるいはどれくらい血液中に出てくるのかが、実はよくわかっていませんでした。

実際に測ってみるという研究が行われるようになり、食品中のプリン体の含有量と、血液中の検査値とは関係がないことがわかってきたのです。

つまり、**プリン体を取ったときの尿酸の増え方が食品によって異なるので、プリン体の含有量だけに気をつけていても意味がない**ということです。

ここが食品学の難しいところです。

健康を保つための大原則は、やはり食べすぎず、飲みすぎず、何事もほどほどにしておくということ。そして、特定の食品ばかり食べるような不自然な生活ではいけないということです。

では、尿酸値が高い人は、どうすればよいでしょうか？

「ビール」「肉」「モツ」などが好きな人に、痛風が多いのは確かです。血中尿酸値は冬に低く、夏に高くなる傾向もありますが、ビアガーデンやバーベキューで、これらを口にする機会が増えるからなのかもしれません。

なお、「低プリン体」を謳ったビールが多くなってきましたが、**アルコールそのものに、体内でのプリン体の産生を促す作用があるため、あまり意味がありません。**あくまでも飲みすぎないことです。

?

プリン体の含まれた食品を避ければ尿酸値は下がる?

×

炭酸飲料を飲みすぎると、糖尿病、肥満、痛風になる可能性がある。プリン体が含まれていないビールでも、尿酸値は高くなる。ビール、肉、モツの食べすぎに注意する。

ホント？

ウソ？

15

貧血を治すには鉄剤が必要？

■鉄分を食事から取るのはOK

貧血は女性に多く、健康診断などで異常が見つかれば、ただちに病院で鉄剤が処方されることになります。貧血症状を一時的に改善するためには、鉄剤は確かに有効ですが、根本治療ではないため、薬をやめれば、もとの貧血状態に戻ってしまいます。

貧血には、食事から鉄分を十分に取れていない人と、腸から鉄分を吸収する機能に問題がある人の2通りがあります。

後者はいくら鉄分を取っても吸収されないので、鉄剤を飲んでも意味がありません。逆に、鉄の吸収に問題がない人が鉄剤を過剰に飲むと、関節や心臓にたまってしまい、むしろ健康被害が生じることもわかってきました。

鉄剤は、副作用として胃腸障害を起こすことも多く、「貧血＝鉄剤」と単純に決めつけることはできないのです。**鉄分を食品から取るのはOKですが、薬としての鉄剤は問題あり、ということです。**

ただし、鉄分の多い食品の代表としてモツ（レバー）がありますが、食べすぎて高

脂血症になる人もたくさんいるので注意が必要です。

めまいや立ちくらみは貧血が原因ではない

私が現在勤務している介護老人保健施設（老健）では、超高齢者が多く、100歳以上の人も少なくありません。そのため、かなりの割合で貧血が認められるのですが、どの人も元気に過ごしておられます。

とくに病気がなく、体質的に貧血気味という人は、現代医療でも、また食事でもなかなか改善できません。とくに自覚症状がなければ、あえて治療を受ける必要もないというのが私の考えです。

「でも、めまいや立ちくらみは貧血によって起こるのではないですか？」と患者さんからよく聞かれます。

貧血というのは、血液中のヘモグロビンが不足した状態です。ヘモグロビンは赤血球中にあって酸素を体中に届ける役割を持っています。そのヘモグロビンが極端に不足すると、血液が流れやすくなりすぎて血管に聴診器を当てると、血液が流れる音が聞こえたりします。

しかし、貧血そのものによる症状というのは意外と少なく、多くの人は自分でも気がつかないものです。めまいや立ちくらみなどの症状は、貧血によるものではなく、自律神経が不安定であったり、血圧が低すぎたりするために起こるものなのです。

これまで異常がなく、突然、健康診断で貧血を指摘された場合、女性では子宮筋腫など、高齢の男性ではがんなどが原因となっていることもあります。貧血の検査は、そういう意味では大切なものといえます。

貧血を治すには鉄剤が必要？

△

←

貧血の検査は子宮筋腫、がんなどを見つけるために大切。めまいや立ちくらみの多くは自律神経の不調によって起こるもので、貧血のせいではない。体質的な貧血に鉄剤は必ずしも必須ではない。

Chapter 1 まとめ

食事についての基本的な考え方

- 自分の体や体質を知るために、年に1回は検査を受けるべき
- 病気を予防する上で大切な検査は、血圧、血糖、コレステロール、それに中性脂肪の4つだけ
- 血圧が高いと言われたら、徹底的に塩分摂取量を減らす
- 血糖値が高いと言われた人は、1日に食べる量をバランスよく減らすこと。とくにグリセミック指数が小さい食品や料理を選んで食べるようにする

●コレステロール値が高い場合、コレステロールを含んでいる食品を減らすように食生活を改善する。コレステロールの多い食品、たとえばタマゴ、肉料理、モツ料理などをたくさん食べているにもかかわらずコレステロール値が正常であれば、タマゴなどは1日1個以上食べても大丈夫

●中性脂肪値が高いと言われたら、乳製品の食べる量を減らす

●食生活を改善して3カ月ぐらいしてから、血液検査をもう一度受け、数値が下がっていれば努力が実った証拠。もし下がっていなければ、まだ努力が足りない

●検査値が高くなるのは、基本的には生まれながらの体質によるもの。生活習慣の改善でいつまでも下がらない場合、精密検査や治療が必要となることもある

Chapter 2

この**「運動と休養」**で本当に健康になれるのか？

ホント？

ウソ？

16

水泳は体に負担の少ない理想の運動法？

■水泳は膝や腰に負担がかからない

「健康のためにどんな運動をすればいいですか？」という質問をよく受けます。基本的に、健康増進のために行う運動はどんなものでもかまいません。気をつけなければならないのは、これまで運動をしていなかった人が急に始めると、さまざまな健康上の障害が起こりうることです。

とくに高度な肥満があって、初めて運動をするという人には水泳が適しています。スポーツセンターなどには専門の指導員がいますから、アドバイスを受けながら徐々に運動の強さと量を増やしていくことです。最初から泳ぐのではなく、水中で歩くための指導があるはずです。

水泳の利点は、運動量が自分で加減できること、水中で浮力が働くので膝や腰への負担を軽減できることなどです。この意味では、ウォーキングも最初に始める運動として適しています。ウォーキングのよいところは、水泳にくらべて、どこでも気楽にできることです。とくに膝や腰に障害がない人にはおすすめです。

一方、ジョギングは運動強度が高く、正しい走り方をしないと膝や腰に過度な負担がかかり、ときに健康障害の原因となってしまいます。

運動に減量効果を期待してはいけない

痩せるために運動をしたいと思っている人に水泳が適している理由が、ほかにもあります。冷たい水（ぬるま湯も含めて）につかることで、体温を保つためにカロリーがたくさん消費されるからです。つまり代謝が自然にアップするため、痩せる効果が高いというわけです。

水泳は、突然死が少ない運動であることでも昔から着目されていました。**熱中症の心配もなく、真夏でも安心して運動ができる点もすぐれています。**

ただし、水泳で頑張ったけれど痩せなかったという人も少なくありません。水泳に限らず、運動には痩せる効果はほとんどないと考えてください。減量の基本はあくまでダイエット（食事の改善）であり、運動はダイエットのモチベーション（やる気）を持続させ、健康増進をはかるためということを忘れないようにお願いします。

?

水泳は体に負担の少ない理想の運動法？

←

水泳は誰にとっても理想の運動。とくに肥満の人、膝や腰に不安のある人に向いている。ただし、初めての人は指導をきちんと受けてから。

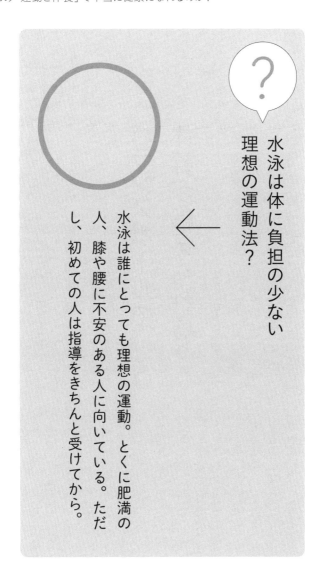

ホント?

ウソ?

17

バランスボールで体幹が鍛えられる?

バランスボールは難易度が高い

最近、一流のスポーツ選手が「体幹《たいかん》を鍛える」という言葉をよく使うようになりました。

体幹というのは、字のごとく体の幹となって支えている部分のことで、それを支えている筋肉がインナーマッスルです。インナーマッスルとは、体の外側から見える大きな筋肉(アウターマッスル)ではなく、関節の周囲やお腹の内側にあるものです。たとえばお腹なら、副横筋、横隔膜、骨盤底筋などで、名前くらいは聞いたことがあるかもしれません。

これらの体幹の筋肉が弱ってくると、体のバランスがうまく取れなくなったり、転んだときにけがをしたりしやすくなります。とくに女性は、骨折など大けがをする人が多いので、丈夫であるに越したことはありません。

体幹を鍛える道具として**バランスボールが有名になっていますが、使い方が難しく、**

運動に慣れている人以外は使わないほうが無難です。実際、バランスを崩して、腰をひねってしまうなど、けがをした人がいます。

ひと昔前に流行したロデオマシーンも、転倒して腰を痛めたり、骨折したりする人が続出し、問題になりました。

■一般人はジョギングで十分

スポーツ選手は別にして、健康のために運動を心がけている人は、あえて体幹を意識する必要はありません。

運動の基本は、全身を満遍《まんべん》なく動かすことであり、かつ脈拍数が少し上がるくらい、きつめにすることがポイントです。

ウォーキングやジョギングでも、体幹は十分に鍛えられます。とくに、流行の運動器具には近づかないことです。

ところで、女性に運動をすすめると、「家事でくたびれ果てますから」とか、「孫の世話でもうくたくた」などと言い訳をされてしまうことがしばしばです。家事や孫の世話も結構ですが、単にくたびれることと、健康のための運動とはまったく別物と考えてください。

男女を問わず、「私は犬の散歩をしているので、それで十分」というのも言い訳の定番です。単にわがままな犬に振り回されているだけでストレスもたまり、飼い主の運動にはなっていません。

健康のための運動には、汗をかき、脈拍数が少し上がるぐらいのきつさが必要です。自分の意思とは無関係に、機械が勝手に手足を動かしてくれるようなやり方も効果はありません。やはり自分で汗をかかなければ運動にはならないのです。

私のおすすめはダンベル運動です。ビール瓶や水を入れたペットボトルなどでもかまいませんが、モチベーションを高めるために、専用のダンベルを買うことをおすすめします。

男性なら5kgぐらい、女性なら2kgぐらいのものから始めるとよいでしょう。必ず

2個買うことです。左右の腕をいっしょに動かすようにしないと、腰を痛めたりすることになります。
ダンベルのよい点は、安全であること、さまざまな運動を自分で工夫できることなどで、意外と飽きないのも魅力です。

体幹トレーニングではなく、手足の筋肉を鍛えることが大切です。

とくに女性は、若いうちに手足の筋肉を鍛えておく必要があります。手足の筋肉が弱いと、転んだときに自分の体を支えきれず、顔面を強打したり、骨折したりしてしまうからです。

半身浴で体調がよくなる？

半身浴ではなかなか体が温まらず、風邪をひいてしまうだけ。お風呂は突然死が多い場所でもあり、入り方には十分気をつける。

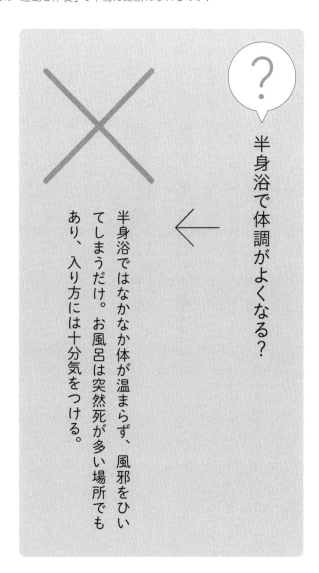

ホント？

ウソ？

19

食後に横になると太りやすくなる？

就眠の2~3時間前に夕飯を食べ終わるのがよい

「食後すぐに横になると牛になる」と言われています。この言葉には、おそらく2つの意味があると思います。ひとつは、消化に悪いからというもの。もうひとつは、お行儀が悪いからでしょう。

「食後すぐに横になると太る」というのは正しいと思われます。これを実践しているのが力士ですね。彼らは太るために、あえてそういう生活をしていて、理にかなっていることになります。

「なかなか痩せなくて」という人の生活習慣を聞くと、夜遅くに夕食を取り、そのあとすぐに寝てしまうという人も少なくありません。**少なくとも就眠の2~3時間前には夕飯を食べ終わるようにするのが太らないための第一条件です。**

食後、体をまったく動かさないでいると、カロリー源が血管の中に溜まったままとなり、太る原因となります。それどころか糖尿病になりやすいこともわかっています。

とくに最近は、**レトルト食品などよく調理された、グリセミック指数の高い食事を**

する人が多くなっているので、いっそう食後はすぐ横にならず、カロリーを消費する生活習慣を心がけなければなりません。

ただし食後に激しい運動をすると、胃腸の消化機能が十分に働かなくなり、気持ち悪くなって吐いたり、お腹が痛くなったり、下痢をしたりする人もいます。とくに**胃腸の弱い人は、食後すぐに激しい運動をしたり、ストレスの強い仕事をしたりするのは避けたほうがよいでしょう。**

胃腸の消化吸収機能は、主に副交感神経が担っています。一方、筋肉を使って激しく体を動かしたりするのは交感神経の仕事です。この両者はシーソーのようにバランスをとっているので、同時に活躍することはなく、どちらかが働くと、どちらかは抑えられるという関係になっています。

結論は、食べてすぐに横になると太りやすいということです。食後すぐに運動してよいかどうかは体質によります。ただ現代人の食事には、消化がよすぎるものが多く、食後はむしろ積極的に体を動かしたほうがよさそうです。食べてすぐ横になっても牛にはなりませんが、糖尿病になるかもしれません。

？

食後に横になると太りやすくなる？

○

現代の食事には、食べたあとすぐカロリー源に変わりやすいものが多く、食べてすぐ横になると肥満や糖尿病のリスクが高まる。

ホント？

ウソ？

20

睡眠時間は短くても睡眠の質がよければ大丈夫？

よい眠りとは「睡眠のリズム」が整っていること

「睡眠の質」という言葉をよく耳にします。眠れないと悩んでいる人が多いことから、睡眠の質を強調した寝具などの宣伝が多くなっているからではないでしょうか。

しかし、「睡眠の質」を測るのは簡単ではありません。

病院では、脳波を調べたり、胸壁の動きを電気信号に変えて記録したり、まぶたの動きを分析したりして、睡眠の質やリズムを評価する検査法が行われています。睡眠時無呼吸症候群などの診断に使われている方法です。

本来、睡眠の健康的なパターンは次のようなものです。

まず眠りに落ちて20分ほどすると、まぶたが動いたり、体がピクッと動いたりする浅い眠りの状態になります。それが1時間半ほど続いたあとに深い眠りが訪れます。その後、およそ1時間半おきくらいに深い眠りと浅い眠りを繰り返していくのです。

よい眠りとは、このリズムが整っている状態をいいます。深い眠りがずっと続くこ

とがよい睡眠というわけではないのです。

健康なリズムの睡眠がとれているかどうかを自分で判定することはできませんが、朝、すっきりと目覚めることができれば、ほぼ問題ないと考えてよいでしょう。

睡眠のリズムを乱すような行為は避けるべきで、睡眠薬の使用はそのひとつです。睡眠薬には、睡眠リズムと無関係に脳の機能を抑える作用があります。実際、睡眠薬を10年以上飲み続けた人は、そうでない人にくらべて病気が多くなるということがわかっています。

睡眠時間は短すぎても長すぎてもいけない

平均の睡眠時間と死亡率との関係を調べた研究結果がたくさんあります。どの調査も結論はほぼ同じで、**「平均7時間の睡眠をとっている人がもっとも長生きする」**となっています。

私自身も日本人を対象に、睡眠時間と病気（動脈硬化症の程度）との関係を調査したことがありますが、その結果わかったのは、「平均の睡眠時間が6時間の人がもっ

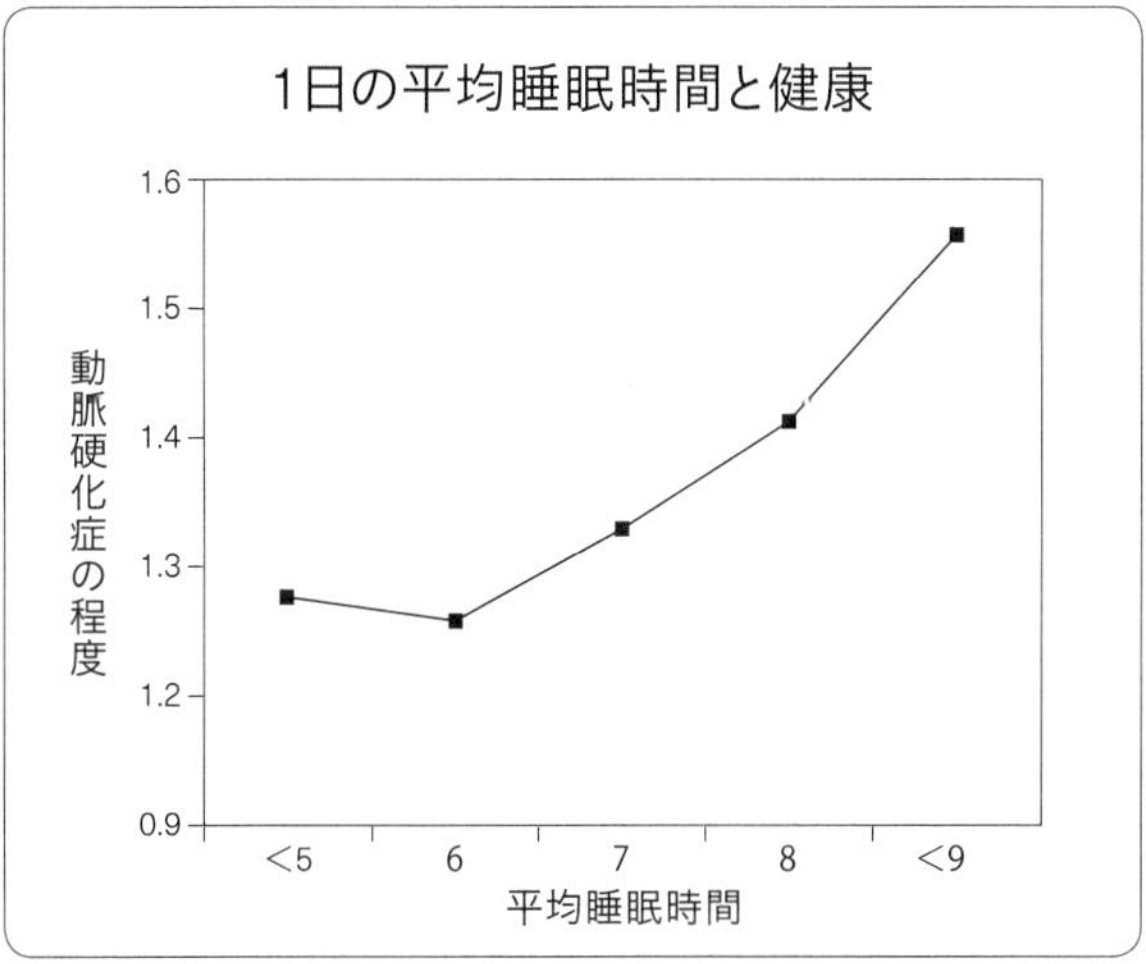

とも病気が少ない」「睡眠時間が短すぎる人より、長すぎる人のほうが病気になりやすい」の2点でした(図参照)。

つまり睡眠時間が短いことより、長すぎることのほうが健康には悪いのです。

それがなぜなのか考えてみましょう。

人間は絶えず体を動かしていることで、健康が保たれるようにできています。つまり体を長時間動かさないでいると、さまざまな問題が起こるようになります。

その一つが、いわゆるエコノミークラス症候群です。体を長時間動かさないでいると、全身、とくに足の血液循環が滞って、血管内に血栓（血の塊）ができてしまいます。そして突然に歩き始めると、その塊がはがれてしまい、血流にのって肺に達し、血管をふさいでしまいます。その結果、呼吸困難などの症状をきたし、ときには命にかかわる事態となってしまうのです。

飛行機のエコノミークラスの座席のように、狭いところに座ったままじっとしているときに起こることがあるため、この名称がつきました。実際、飛行機から降りた直後に、呼吸困難を訴えて亡くなった人もいます。

睡眠時間が長すぎると、むしろリスクのほうが高まります。寝返りをうつのは、体を動かして血液循環を促すための自然な動作なのです。

睡眠時間が少ないことをあまり気にすることはありません。不眠だけが原因で死ぬ人はいませんから、大丈夫です。

ただし睡眠時間が短いために、昼間の体調が悪かったり、眠くて仕事や勉強が手につかなくなったりすることはあります。もし日常生活に支障をきたすようなことがあれば、病院で検査を受けたほうがよいでしょう。

昼寝と寝酒は厳禁!

不眠を解消するには、いくつかの方法があります。

まず昼寝をしないことです。

「夜、なかなか寝つけない」と訴える高齢者は多いのですが、話をよく聞くと、昼間、体をほとんど動かさず、昼寝もしているという人がほとんどです。長い時間、昼寝をすれば、夜眠れなくなるのは当たり前です。

寝る前にお酒を飲まないことも大切です。

寝酒を習慣にしている人は多いと思われますが、アルコールには脳を覚醒させる作用がありますから、良眠を妨げます。お酒を飲んでぐっすり寝込んだとすれば、それは泥酔で意識を失ってしまっただけかもしれません。

また、寝る前に薬を飲むのもダメです。薬の多くはフリーラジカルを発生させるからです。

寝る前にいつもと違う行動をしないことも大切です。旅行の用意などは昼間のうちにすませておきましょう。

寝る前に必ず本を読むなど、自分なりの儀式のようなものをつくっておくのは、良いことです。

もっとも大切なのは、毎日、運動をする習慣を身につけておくことです。とくに1日の大部分の時間を家で過ごす人には大切です。

睡眠時間は短くても睡眠の質がよければ大丈夫？

よい眠りとは「睡眠のリズム」が整っていること。睡眠時間が長すぎる人のほうが寿命は短いので、眠れないことをあまり気にしないこと。

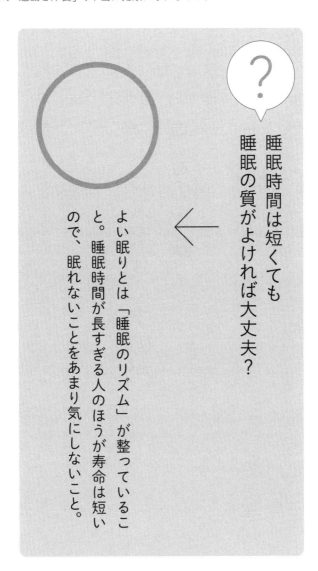

ホント？

ウソ？

21

ストレスをなくすのが長寿の秘訣？

■ストレスがなくなると認知症になる!?

ストレス社会である現在、「ストレスは諸悪の根源」と考えている人も多いようです。
ストレスは、心で感じる精神的ストレスと、肉体が感じる身体的ストレスに分けることができます。現代社会では、誰もが精神的ストレスを感じているのではないでしょうか。たしかに**ストレスが高い状態が続くと、血圧が上がり、脳卒中や心筋梗塞が増えたりすることは間違いありません。**

精神的ストレスの影響は人により千差万別です。上司に「必ず営業ノルマを達成するように」と言われてプレッシャーに感じる人もいれば、「よーし、やるぞー」と俄然やる気になる人もいるからです。そのため、ストレスの研究は難しく、これまで実態がよくわかっていませんでした。

それでも研究者たちがいろいろ工夫を重ねて、ストレスの強さを数値化し、10年くらい追跡したというデータがいくつか発表されるようになりました。その結果、**「ストレスがいくら強くても寿命には関係しない」という、意外な事実がわかりました。**

その理由はよくわかっていませんが、ストレスで病気になる人がいる一方、ストレスがない人は認知症などになりやすく、それで寿命が短くなるのかもしれません。ほどほどのストレスは、健康に生きていく上で必要なもののようです。

ほどほどの身体的ストレスも、健康にはプラスとなります。たとえば、寒暖の差が大きい国々で暮らしている人のほうが長生きをしているというデータもあります。寒暖差の大きいほうが、自律神経が鍛えられるからではないかと考えられます。

昔の夏は、今と同じくらい暑かったはずですが、熱中症で倒れる人はあまりいませんでした。現代社会では、エアコンの普及により、生まれてから大人になるまで極端な暑さ、寒さを経験することが少なくなっています。そのため、自律神経の調節機能が鍛えられていないのではないかと考えられるのです。

小児ぜんそくの治療目的で、冬場に乾布摩擦をすることが奨励されていた時代もありました。そうした自律神経の鍛え方はあり得ると思います。それで子どもが丈夫に育っているなら結構なことです。ただし、冷暖房完備の家で生まれ育った子どもが、いきなりそのようなことをするのは危険です。

？

ストレスをなくすのが
長寿の秘訣？

×

←

精神的ストレスは寿命にいっさい影響しない。身体的ストレスは適度にあったほうがよく、逆に体を鍛えることになる。ストレスは適度にあったほうが長生きできる。

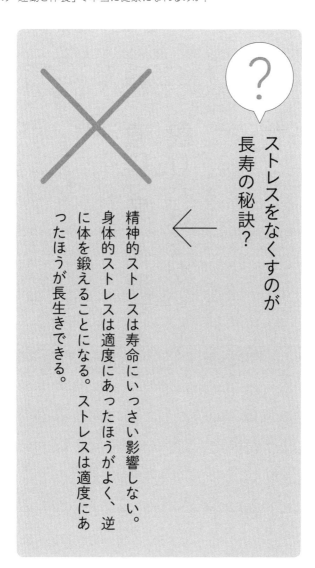

ホント？

ウソ？

22

週に一度、休肝日を設けたほうがいい？

「休肝日」はエビデンスのない健康法

健康診断の結果を受けて医師から指導される際、「週に一度は休肝日を!」などと言われることがあると思います。これを逆手にとって、「休肝日を設けさえすれば、あとの日はいくら飲んでもいい」とばかりに、休肝日をまるで免罪符のように使って飲み続ける人もいるようです。

そもそも「休肝日」という言葉はいつごろ登場したのかというと、約40年前にさかのぼります。当時、私の勤務していた大学の先輩教授(故人)が発案したものです。その教授自身もお酒が大好きで、自身を戒めるために考え出したのかもしれません。とくにエビデンスがあったとは聞きませんでした。休肝日という言葉が、耳に心地よかったのと、誰でも実行できそうな話であったことから、世間に広まったようです。

週に1日だけお酒を飲まなかったとしても、普段、大酒を飲んでいる人の肝臓が休まるわけではありません。肝臓は日々、さまざまな悪玉物質の解毒を行うところですから、そもそも休むことはない臓器なのです。

肝臓を守る上で大切なのは、飲みすぎないことしかありません。

■ほどほどの量を飲むのが長寿の秘訣!?

昔から「酒は百薬の長」と言われてきましたが、その根拠も不明でした。最近、1日にお酒を飲む量と、将来の死亡率との関係を調べるという研究が行われるようになり、さまざまなことがはっきりしてきました。

まず、毎日、ほどほどのお酒を飲んでいる人がもっとも長寿であることがわかりました。もちろん飲みすぎはいけませんが、まったく飲まない人も、寿命が少し短かったのです。

この結果について、横軸にお酒を飲む量、縦軸に8年後の死亡率をそれぞれとってグラフにすると、アルファベットのUの形をしたカーブとなります(次ページ図参照)。

お酒は体にとって、いわば毒物ですから、毎日飲んでいるお酒の量が健康に大きな影響を与えます。飲みすぎは肝臓病の原因となるだけでなく、がんのもとになることも証明されています。そのため、飲みすぎの人は寿命が短いのです。

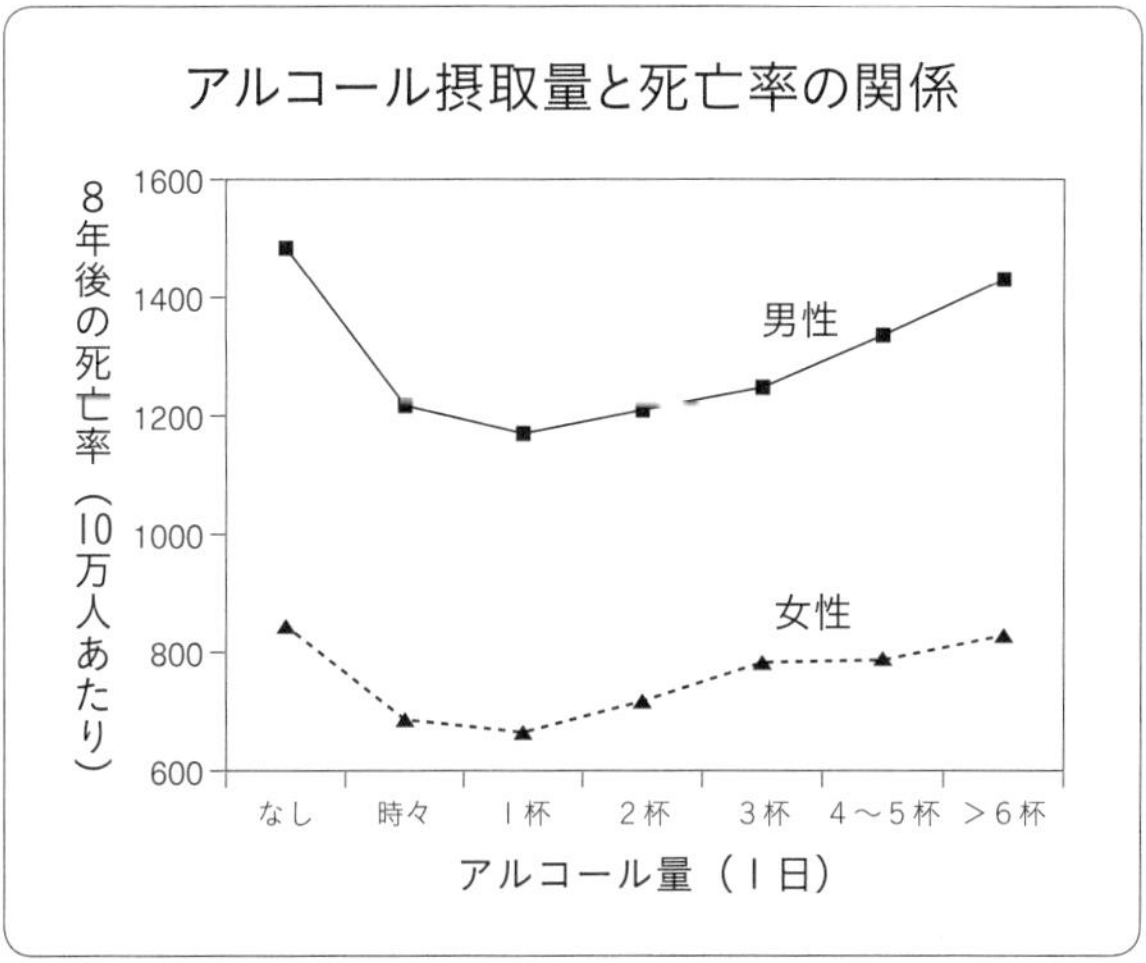

では、ほどほどのお酒がなぜ体にいいのでしょうか。

私の研究グループが行った研究でも、ほどほどのお酒を飲んでいる人は糖尿病やメタボリック症候群になりにくいことが証明されています。

お酒、つまりアルコールになぜ健康増進の効果があるのかは、まだわかっていませんが、次のような説もあります。

お酒を飲むと血圧が上がり、血流がよくなるためではないかというのです。しかし血流は、体を切り開いてさまざまな装置を取りつけないと測れないもので、簡単に確かめることはできません。お酒を飲むと顔が赤くなりますが、これは単に皮膚表面の毛細血管が開いただけであり、血行とは関係がありません。結局、よくわからないということです。

■ビールならグラス1杯くらいが適量

夕食どきに、ほどほどのお酒を飲みながらゆっくり過ごせる、という心のゆとりを持てる人が長生きをしているのかもしれない、と私は解釈しています。

ほどほどのお酒がどれくらいかというと、お酒の種類に限らず、そのお酒を飲むときの標準のグラス、たとえばワインならワイングラス、ビールならタンブラーで、それぞれ1杯ということです。

大酒を飲んでいる人は、肝臓病もさることながら、がんになるリスクが非常に高まります。お酒の量を減らすには、自覚をもって努力するしかありません。病気になってから後悔することがないように。

？

週に一度、
休肝日を設けたほうがよい?

×

お酒は基本的に毒物であり、大量に飲んで長生きすることはありえない。休肝日は意味がなく、ほどほどの量を楽しむこと。

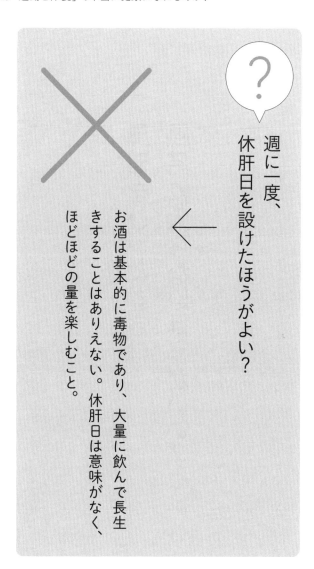

ホント？

ウソ？

23

風邪をひいたときは風呂に入らないほうがいい？

■体を冷やすと風邪は悪化する

昔から「風邪をひいたら風呂には入るな」と言われています。結論を先に言えば、これは正しい対処法です。

風邪は、ウイルスが体内に入り、増殖することで起こるものですが、このウイルスを退治するのは基本的に人間の免疫力です。

その免疫力はほどほどの体温でもっとも強く働くようになっていて、体が冷えると症状が悪化してしまいます。また免疫力が働くためには、十分な栄養と体力も必要です。高齢者が肺炎などの病気になりやすいのは、その両方が低下してしまっているからです。

これらのことから、風邪をひいたときには風呂に入らないほうがいい理由がわかってきます。

ひとつは、裸になってバスタブに入るまでの間に体が冷えてしまうからです。もうひとつは、熱いお湯につかることで体力を消耗してしまうからです。もちろんシャワーも同じことです。

■熱があるときに薬を飲むのは逆効果

風邪のウイルスには、高温に弱いという性質があります。そのため体の中では、体温を上げてウイルスに対抗しようとする反応が起こります。それが発熱です。

したがって、風邪をひいて熱があるときは、薬で無理に下げないほうがいいこともわかってきます。

風邪を早く治すための基本は、体を冷やさないようにし、栄養と休養をしっかりとることです。

?

風邪をひいたときは
風呂に入らないほうがいい?

○

←

裸になることで体が冷え、抵抗力を低下させ、
体力まで消耗してしまう。風邪のときは体を冷
やさないのが基本。

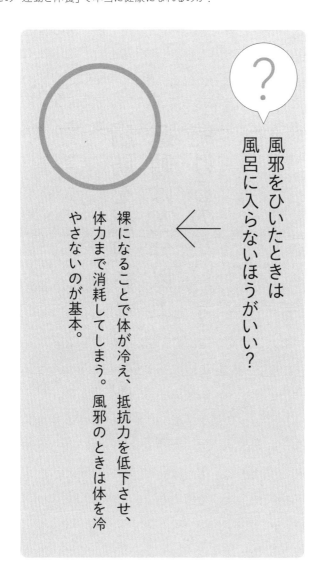

ホント？

ウソ？

24

脂肪を燃焼させるために、運動は20分以上続けるのがいい？

有酸素運動と無酸素運動は区別できない

「運動を20分以上続けないと脂肪は燃焼しない」という説がある一方で、「少しでも運動をしたほうがいい」ともいわれます。いったい、どうすればいいのでしょうか?

有酸素運動と無酸素運動という言葉がありますが、その中身は非常に難しく、専門家の間でも解釈の違いが生じています。運動の仕方について、前述のような違いがあるのも解釈の仕方によるものです。

一般的には、たとえばウォーキングやジョギングのように持続的な運動をしているときが有酸素運動、バーベルを持ち上げたり、短い距離をダッシュしたりする運動は無酸素運動とされています。しかし、**有酸素運動と無酸素運動は明確に区別できるわけではなく、常に両方が同時に進行している、というのが正しい解釈です。**

厳密にいえば、瞬発的な運動（無酸素運動）で使われるカロリーの源は、主に筋肉などに蓄えられているグリコーゲンです。しかしグリコーゲンは、カロリー源としては量が少なく、体内に蓄えられている全エネルギーの130分の1くらいしかありません。そのため、持続的な運動をするときには、脂肪を燃焼させてエネルギーの不足分が補われるようになっています。このとき、体内で生じる化学反応で酸素が必要になるため、有酸素運動と呼ばれるのです。息をするとか、止めるとかは無関係です。

ここで大事なのは、これらの代謝は常に同時に起こっていて、有酸素運動と無酸素運動を区別することはできないということです。**20分を過ぎなければ脂肪が燃焼しないということはなく、日々、脂肪は燃焼を続けています。**たとえば病気になって食事が取れなくなると、痩せてしまいますが、このとき、(運動はしていなくとも)体脂肪がカロリー源として燃焼しているのです。

有酸素運動と無酸素運動という言葉が流行り出したのは、ちょうどエアロビクスが世界的に話題になった30年ほど前のことです。健康ブームとも重なり、関連商品の販売促進に、この2つの言葉が好都合だったのです。この言葉の違いは気にしないほうがよいでしょう。

これまでの研究によれば、**1日30分以上、週に3~5日運動をしている人は、あきらかに寿命が長い**ことがわかっています。とにかく体を動かすことが大切なのです。

？

脂肪を燃焼させるために、運動は20分以上続けるのがいい？

×

←

有酸素運動と無酸素運動はそもそも区別できない。脂肪は常に燃焼し続けているもので、20分にこだわる必要はない。毎日、少しでも運動することが大切。

ホント？

ウソ？

25

早朝のジョギング（運動）は体にいい？

■朝走るのはいいが、いきなりダッシュはNO！

早朝の澄んだ空気の中をジョギングするのは気持ちのいいものです。いかにも体によさそうな気もします。反対に、夜中の真っ暗闇を走るのは、いろいろな意味で物騒ですから、避けたほうがよいのは当然のことです。

しかし、単に健康面だけを考えれば、運動する時間帯はいつでもかまいません。すでに述べたように、1日30分の運動をすることが大切なのであって、朝15分、夕方15分などに分けても、効果に違いがないことがわかっています。

とにかく運動は、できるときにやることです。

ただし、朝起きたばかりで、まだ目が十分に覚めていない状態で無理をするのは禁物です。準備運動をしっかり行って、自律神経を運動モードに切り替える必要があります。常識で考えてもわかることですが、起きぬけにいきなり猛烈ダッシュなどをすれば、突然死の誘因となりかねません。

■早朝は心筋梗塞のリスクあり

自律神経にはリズムがあり、早朝、副交感神経が優位な状態から、交感神経が優位な状態へと切り替わります。

昼間の活動中はそのまま交感神経の優位状態が続き、夜になると、お休みモード、つまり再び副交感神経優位となります。

入浴中に突然死が多いことをすでに述べましたが、早朝も心筋梗塞などの病気が起きやすい時間帯なので、気をつける必要があります。

運動を始めるときには、自律神経のリズムが大切であることを理解した上で、心の準備運動と体の準備運動をしっかり行うことです。

早朝のジョギング（運動）は体にいい？

△

運動に時間帯は関係なく、とにかく1日に合計30分の運動をすることが長生きにつながる。朝、目覚めた直後に、いきなり激しい運動をしないこと。

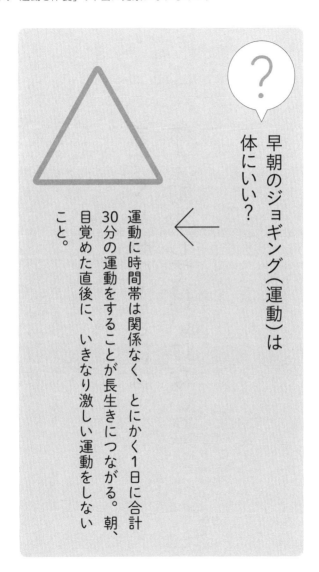

ホント？

ウソ？

26

ぎっくり腰のときには体を動かしてはいけない？

ぎっくり腰とは椎間板《ついかんばん》ヘルニアのこと

「ぎっくり腰になったことがある」という人は、多いのではないでしょうか。

先日あるテレビで、ぎっくり腰になったことがあるかどうかを一般の人に答えてもらうという番組をやっていました。番組の中で半数以上の人が、ぎっくり腰になったことがあると答えていました。

ぎっくり腰は、正しい病名を腰椎椎間板ヘルニアといいます。

ヘルニアは、臓器の一部が本来あるべき場所から飛び出した状態を指す言葉ですが、椎間板ヘルニアは、背骨（腰椎）の間にあるクッション（椎間板）が背中のほうに飛び出したものです。背骨の中を通る神経の周囲に強い炎症が起こり、激しい痛みとなります（159ページ図参照）。

重症になると歩くことができなくなり、救急車で病院に担ぎ込まれる人も少なくありません。「近頃、腰が痛くて」という程度の症状で済んでいる場合は、椎間板ヘルニアではないことになります。

ぎっくり腰になったと自己診断している人の多くは、実は単なる腰痛であり、椎間板ヘルニアではありません。ただし、単なる腰痛でも、数日間、起き上がれないくらいの人もいて、症状だけで判定するのは難しいともいえます。

腰痛の原因はさまざまで、正確に診断するにはMRIを使った検査が必要です。腰痛を訴える多数の患者に対してMRI検査を行い、原因を調べた研究者がいますが、その結果、何ら異常が認められなかった人が大半だったとのことです。

■動ける人は安静にしてはいけない

腰が痛いと言う人のうち、本当に骨や靱帯、筋肉などに障害があるのは1割ほどで、あとの9割の人には、何の障害も起きていないのです。最近の研究によれば、痛いという記憶の信号が、頭の中をめぐっているだけだということです。

椎間板ヘルニアも含めて腰痛の多くは、体を動かしていると、自然に治っていきます。腰痛は、安静にしているよりも、普通に日常生活を送っているほうが早く治るも

椎間板ヘルニアとは?

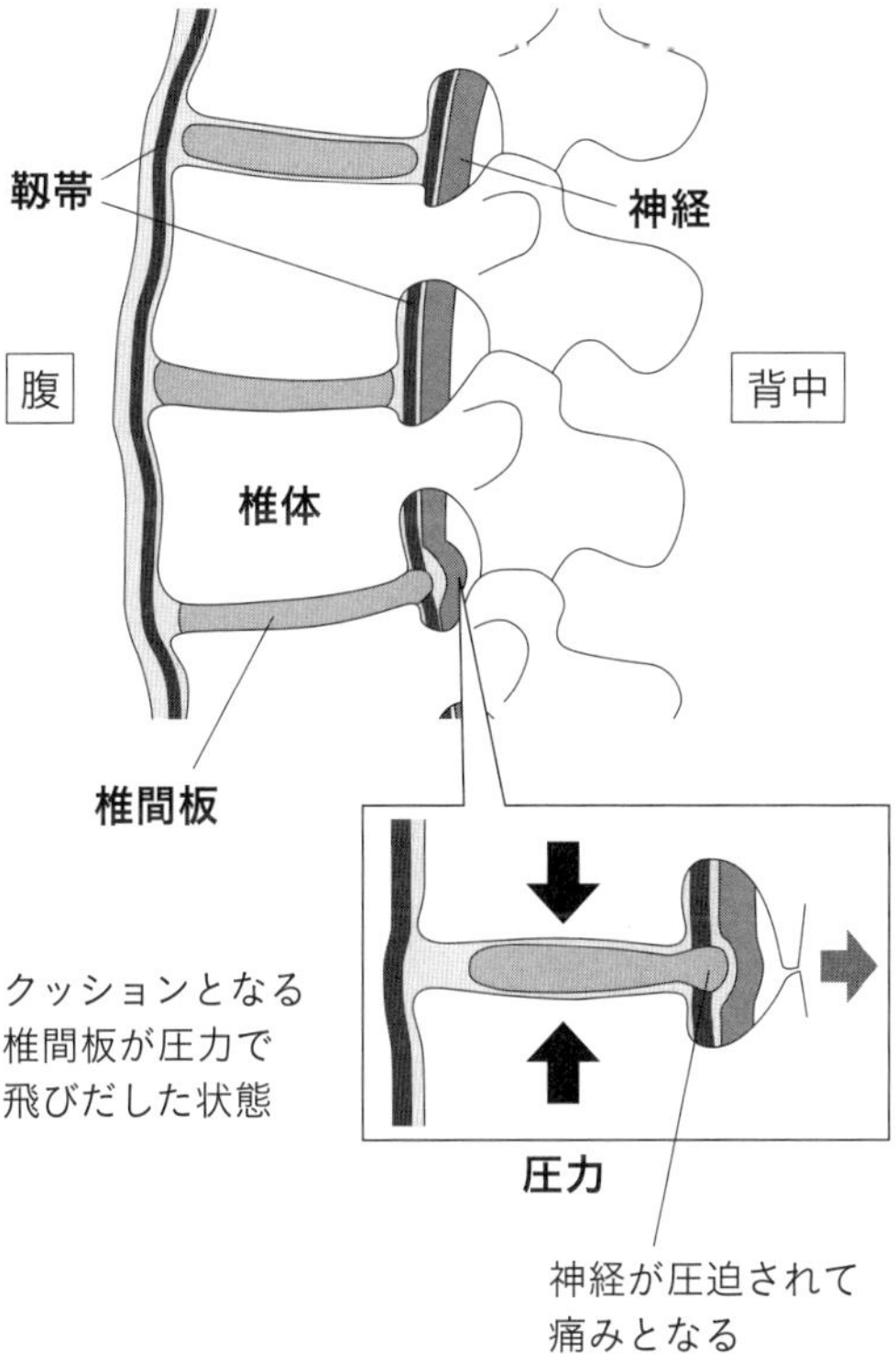

のなのです。
突然に生じた腰痛の多くは1週間ほどで自然に治りますから、あわてて病院へ行かないことです。病院では、レントゲン検査やMRI検査を受けさせられ、痛み止めの薬が処方されるだけだからです。強い痛み止めの薬を出され、その副作用で体調をさらに悪化させている人も少なくありません。

腰痛を訴える患者さんを2つのグループに分け、その一方にはしばらく安静にしてもらい、他方には普通に生活をしてもらって治り具合をくらべたところ、後者のほうがはるかに早く治ったという研究報告もあります。

腰が痛いときは、安静にするよりも、むしろ積極的に体を動かすことです。本当に椎間板ヘルニアになった場合でも、まれに手術が必要となることもありますが、多くは自然に回復します。

腰痛を早く治すには、安静よりも普通に生活を続けることです。

？

ぎっくり腰のときには
体を動かしてはいけない？

×

ぎっくり腰とは、正しくは椎間板ヘルニアのこと。本当の椎間板ヘルニアでは、救急車を呼ぶほどの痛みとなる。単なる腰痛の場合、体を動かしているほうが早く治る。

ホント？

ウソ？

27

ケガや病気のときは安静にしていなければならない？

膝が痛い人は運動をするとよくなる

昔から、体調が悪いときには安静が大切と言われてきました。病気やケガをしている人には、「休んだら」とか、「無理をしないで」などと、いたわりの声をかけたくなるものです。しかし、本当に親切なひと言は「体をいたわってはダメ！」だという話をしましょう。

病気やケガをしたあと、療養の仕方で治り方がどうなのかをくらべた研究がたくさんあります。それによると、**どんな病気も、じっとしているよりも積極的に体を動かしたほうが早く治ることが証明されています。人間の体は、動き回っているときにはじめて、健康が保てるようにできているからです。**

睡眠時間が長すぎるのはむしろ健康に悪いという話をすでにしましたが、理屈は同じです。

関節などが痛い人も、心筋梗塞などの病気になった人も、積極的に体を動かし、リハビリを受け、あるいは自分で工夫をして運動をすることが大切です。

関節リウマチという特殊な治療を必要とする病気でさえ、薬だけでなく手足を積極的に動かしたほうが、症状もやわらぐことが証明されています。骨折したときも、骨がつながったらただちに動かすことで回復が早まります。靭帯を痛めたときもそうです。

骨折や靭帯の損傷があると、治ったあと何年間も痛みだけが残ったりしますが、そんなときでも有効なのが運動です。

誰でもできる運動の代表は、ウォーキングとジョギングです。ジョギングは、ひところ、膝を痛めるので健康のための運動には適していない、というバッシングを受けていました。しかし、最新の検査機器ＭＲＩを使って、ジョギングで膝に障害が起きることがあるどうかを調べた人がいますが、そのような心配はまったくないとのことでした。

ジョギングで膝を痛めた人がいたとすれば、それはプロスポーツ選手並みの激しい運動をしたか、転んだりした場合のどちらかです。

■脈拍数が上がるように運動する

人間の歴史を見ればわかるとおり、技術が進むにつれ、人々は体を動かさなくなってきました。そのこともあって生活習慣病が増えています。

動かない傾向は、とくに女性に顕著なようです。ビルの中で、わずか1階下のフロアに移動するだけでエレベーターを使っている女性をよく見かけます。体力を惜しんでいるのでしょうか。もし、そうだとすれば本末転倒です。女性は転倒防止、肥満防止のためにも、階段を歩いて足腰を鍛えてほしいものです。

最近は女性専用のフィットネスジムもあるようです。買い物帰りに体を動かすことを目的にした施設もあるとか。有料のジムに限らず、自分のライフスタイルに合った運動の仕方を工夫してほしいと思います。

女性に筋トレをすすめると、「脚や腕が太くなると嫌だわ」という返事が返ってきます。しかし1日30分くらいの運動で、腕や足が太くなることは決してありません。

筋肉隆々になるには、長時間にわたるハードなトレーニングを行い、プロテイン・サプリメントなどにお金をかける必要があります。

駅やデパートでは、エレベーターやエスカレーターを使わず、階段を使うようにしましょう。とくに階段を上るときの消費カロリーは、下るときの1・5倍にもなります。脈拍数も増えますから理想的な運動といえるかもしれません。

■まずは脈拍数を知ることから

運動の目安として大切なのは歩数ではなく、脈拍数の変化です。まず普段の脈拍数を知っておく必要があります。これには個人差があり、普段から運動をしている人は平常時の脈拍も少なめです。

運動時の脈拍数（上限）の目標は、次の式で簡単に計算できます。

165－年齢

たとえば、55歳の人は165－55＝110となります。つまり、脈拍数が1分あたり110回に近く、かつ超えないように運動の強さを自分で調節し、一定時間続ければよいのです。

同じ強さで、同じ量の運動を続けていくと、だんだんと体力がつき、普段の脈拍数は下がり、運動中の脈拍数が上がらなくなっていきます。あとは、徐々に運動の強さを上げていけばよいのです。

脈拍数は、手首内側の親指側に、反対側の3本の指を当て、血管の振動を感じながら数えます。脈拍数は1分間に脈を打つ回数で表しますが、時計を見ながら30秒間数えて2倍してもいいですし、15秒間数えて4倍してもかまいません。

最近は腕時計型の脈拍数計もあるようですから、そのような機器が使えるなら最高です。

ケガや病気のときは安静にしていなければならない？

どんな病気やケガでも、初期の症状がなくなったら、できるだけ体を動かすようにする。健康のための運動は、脈拍数を数えながら強さを自分で加減して行う。

Chapter 2 まとめ

運動と休養についての基本的な考え方

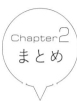

- 運動はあらゆる病気やケガにとって有効な治療法である
- 病気やケガによっては運動が制限されることもあるので、病気やケガをしている人は主治医に運動の許可をもらう必要がある
- いきなり激しい運動をするのではなく、166ページで述べた脈拍数の上限値を計算して、運動の強さを徐々に上げていくことが大切
- 運動を長続きさせるために、自分に適した運動を自分で選ぶこと。自分が楽しいと

思える運動を選ばないと長続きしない

●お金をかけすぎるのはよくないが、服装などにほどほどのお金をかけてオシャレをすると、モチベーションも高まる

●運動は、人目のあるところで行うべき。突然、体調が悪くなったときに助けを求められるようにしておく。また、人目があれば、やる気も増す

●運動をしたあとはエネルギー補給も必要だが、ダイエット中の人は食べる量をいつもと同じにすること。運動したあとで食べすぎては本末転倒

Chapter 3

この「**ダイエット法**」で本当に痩せるのか？

ホント？

ウソ？

28

炭水化物抜きで痩せられる？

■炭水化物は減らしてもいいが、ゼロにしてはいけない

いわゆる「炭水化物抜きダイエット」が、数年前に日本で流行しました。しかし、炭水化物を抜くという発想は、実は世界中で昔からあったもので、流行ったり、廃《すた》れたりを繰り返してきたダイエット法の定番です。

3大栄養素のうち、炭水化物とたんぱく質は1グラムあたり4キロカロリーですが、脂肪は9キロカロリーです。ダイエットの多くは、グラムあたりのカロリーが大きい脂肪を減らすのが常套《じょうとう》手段です。

肥満大国のアメリカでは、国民の脂肪摂取量を減らすことが国家的な課題となっています。さまざまな施策が功を奏し、アメリカ人の脂肪摂取量は大幅に減少しました。ところが思わぬ落とし穴があり、脂肪を減らした分の空腹をまぎらわせるために、大量のお菓子、ジュース、スナックなどを食べるようになり、かえって肥満者が増えてしまうという珍現象が起きています。これらは、どれも主成分が炭水化物です。

この例からもわかるように、炭水化物は、あきらかに太る原因なのです。ついつい

食べてしまうものですから、脂肪にくらべてカロリーは低くとも、要注意なのです。
「炭水化物を減らして、痩せよう」と主張する人が現れるのも当然ですし、世界中で同じ発想のダイエット法が続々出てくるのも道理だったのです。

炭水化物を減らし、それ以外の栄養素は今までどおりの量を取るのであれば、確実に痩せることができます。しかし、このダイエット法には重大な欠陥があります。

ひとつは、炭水化物を減らした分だけお腹がすくので、食肉などのたんぱく質や脂肪を多く取らざるを得ないこと。食肉には、コレステロールと悪玉脂肪酸が大量に含まれています。行きつく先は心筋梗塞です。実際、過去には間違ったダイエット法で心筋梗塞による死亡者が増え、学会が警告を発するなどの騒ぎになったこともあります。

2つ目の問題点は、炭水化物の摂取量を極端に減らしていくと、たとえ肉料理を食べなくとも心筋梗塞が増えてしまうことが、追跡調査であきらかになったことです。その理由については、まだ十分にわかっていませんが、体内での栄養素の代謝に乱れが生じてしまうためと思われます。

流行は10年、長くても1世代（20〜30年くらい）もたつと、人々の記憶から消え去

BMIと死亡率の関係

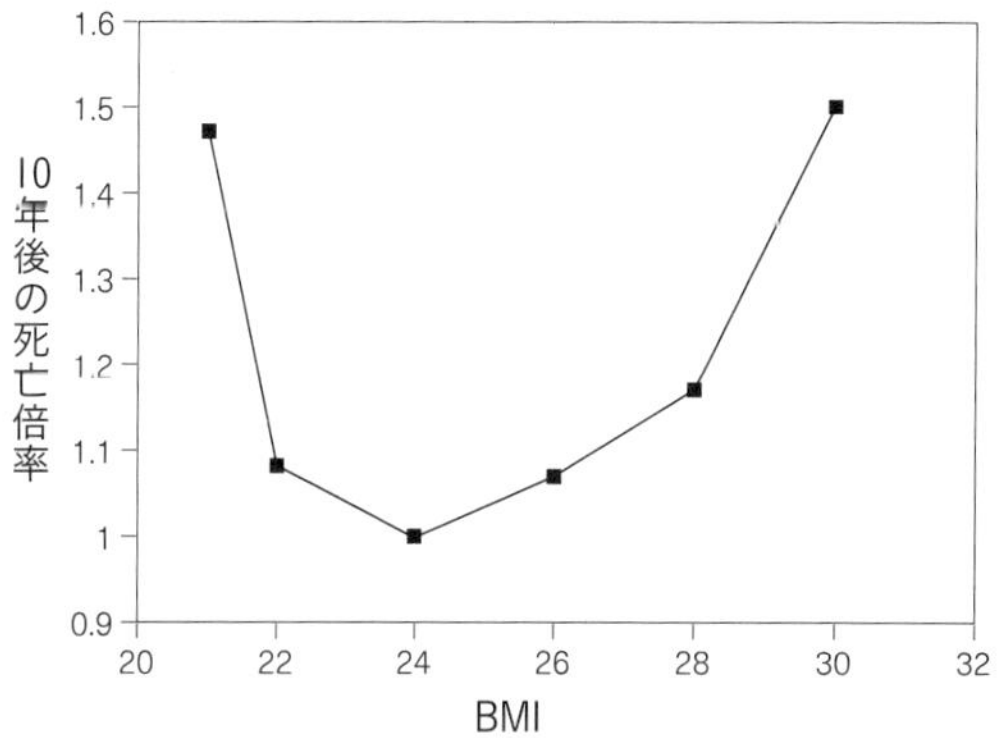

身長から見た健康的な体重とは?

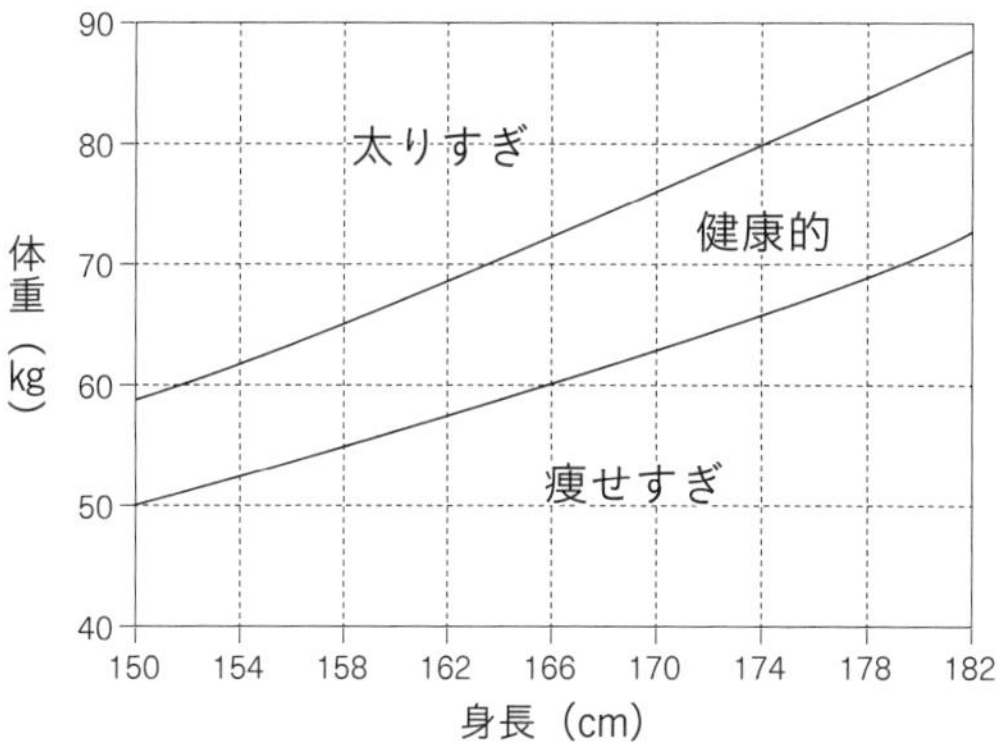

り、あるいはリアルタイムで経験をしなかった世代ばかりになり、世間から忘れ去られます。良い歴史も、また悪い歴史も繰り返されてしまうのは、そんな背景があるからです。とにかく流行は疑ってみることと、振り回されないことです。

■体重の許容範囲はどこまでか？

肥満度を測る方法はいろいろありますが、最も重要な指標はBMIと呼ばれ、「体重（kg）÷身長（m）÷身長（m）」という計算式で得られるものです。たとえば、体重が60kgで身長が160cmの人のBMIは、「60÷1・6÷1・6」という計算から四捨五入をして23となります。

日本ではBMI22が理想的だとされていますが、その根拠は不明確です。海外での調査によれば、**22から26の間がもっとも長生きしていることがわかっています**（前ページ図参照）。BMI26は、身長170cmの人では75キロとなります。感覚的にはやや太めですが、とくに持病や検査値の異常さえなければ許容範囲だということです。

炭水化物抜きで痩せられる？

△

炭水化物を極端に減らしてしまうと、結果的に肉料理などをたくさん食べてしまうことになり、脂質過多となる。また炭水化物の摂取量を極端に減らすだけでも心筋梗塞が増える。

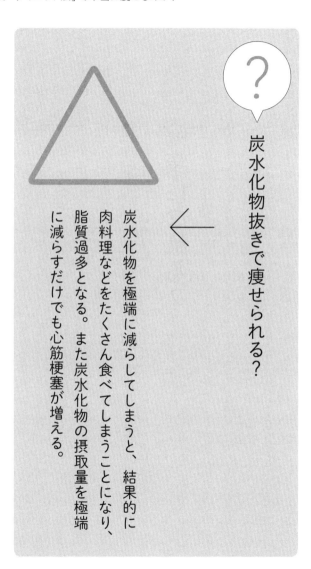

ホント?

ウソ?

29

「1日1食」「ファスティング」で健康になれる?

1日3食が現代人の体に合っている

「1日1食ダイエット」や「ファスティング(短期断食)」などが流行ったこともあります。

結論から先に言えば、どちらも健康増進にはまったく寄与しないばかりか、大きな健康被害をもたらす危険性があります。

人間の体の遺伝子は、悠久のときを経て24時間の地球のサイクルに合うように育ってきました。カロリー源の補給と消費も、24時間のサイクルで回っています。そのサイクルを無視して、ある時間帯だけ集中的に過剰なカロリー摂取を行ったり、あるいはカロリー摂取をやめたりすると、失神したり、病気のきっかけになったりするかもしれません。

そんなことが起こらないように、カロリー源は、24時間のリズムを守りながら補給をする必要があるのです。

「江戸時代は1日2食だった」という話が有名です。しかし、江戸時代の平均寿命は、わずか30〜40歳くらいだったそうです。

それからわずか数世紀で、寿命が2倍以上にも伸びているのです。長い人類の歴史で見れば、異常な寿命の伸び率といえるでしょう。**その理由は、衛生環境が向上したからとか、医療が進歩したからとか、さまざま言われていますが、やはり最大の要因は、1日3食となり、摂取カロリーが格段に増えたことです。**

背景には、植物の栽培や保存の技術、流通の手段が進歩して、いつでも自由に食べられるようになったということもありますが、科学者の立場で1日3食の必要性を主張する人がいたことも大きかったようです。

地球環境と社会の変化に合わせて、人間の遺伝子もよりよい方向に変わってきたと言えます。1日3食に落ち着き、1日のエネルギーバランスが多すぎもせず、少なすぎもしないという、遺伝子サイクルにちょうどピッタリになったのです。

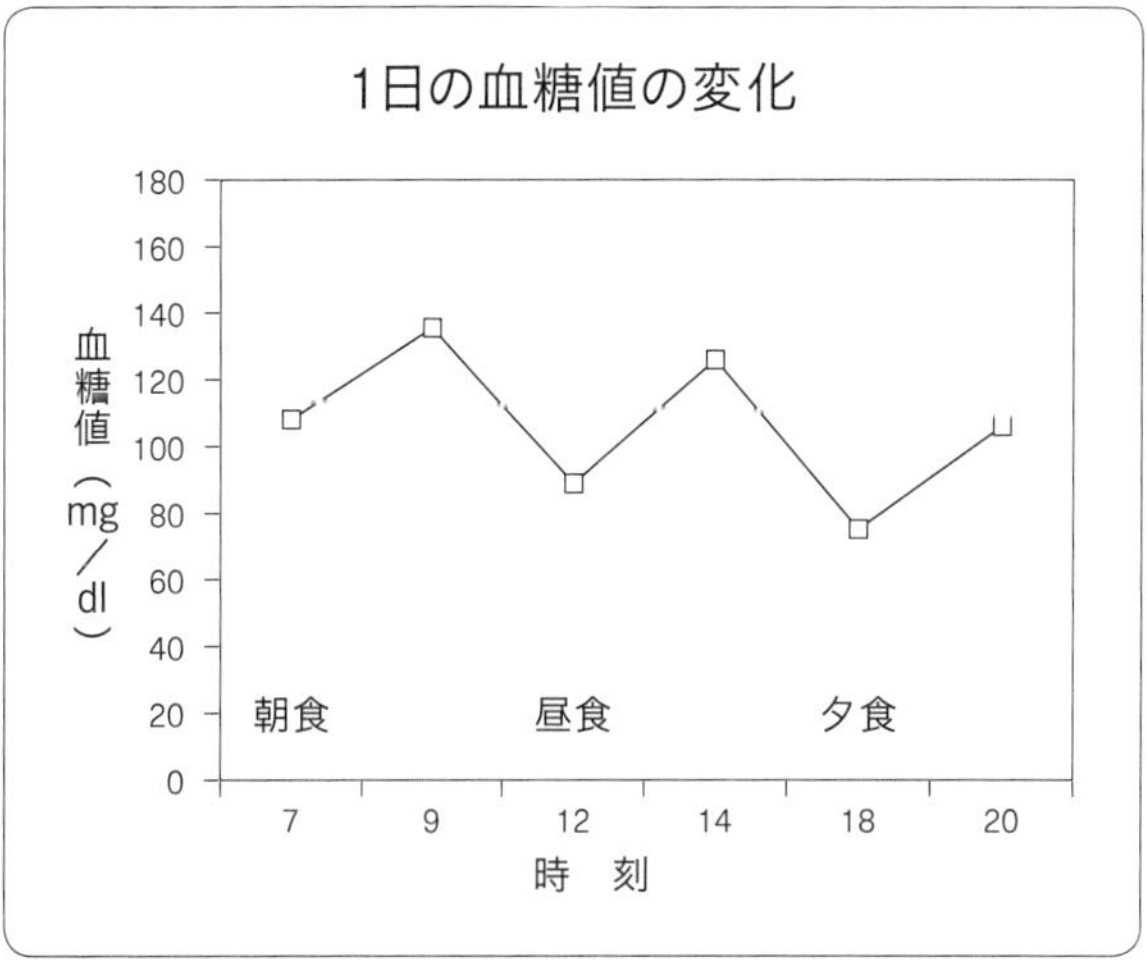

私は、以前、自分自身の1日の血糖値変化を調べてみたことがあります。

上のグラフはその結果です。横軸は朝7時から夜8時までの1日の時間を、縦軸は血糖値をそれぞれ示しています。このグラフを見てわかるように、朝食前は血糖値が低く、食べたあとは上がり、以後、食事の前後でそれを繰り返しています。

ポイントは、血糖値が1日を通じて、一定の範囲内に収まっていることです。この範囲を超えて血糖値が上がりすぎると、糖尿病になってしまい、逆に下がりすぎれば失神してしまいます。

夕食から翌朝の朝食までは時間がかなり経っていますが、寝ている間の消費カロリーが少ないため、朝食前も血糖値がそれほど極端には下がっていません。このグラフからも、1日3食のリズムが、現代人の体によく合っていることがわかります。

血糖値だけで考えれば、1日の食事をもっと小分けにしてもよさそうですが、脳のリズム、胃腸のリズムもあるため、回数を増やすと体調を壊してしまうことになりかねません。なにより、日中は働かなければなりませんから、食事の回数をむやみに増やすわけにもいきません。

このグラフを見ながら、仮に1日1食に限定したとしたら、どうなるのかを想像してみてください。容易に想像できますが、時間帯によっては血糖値が下がりすぎてフラフラするでしょうし、ときには失神してしまうかもしれません。エネルギー不足を補うために1食の摂取カロリーを増やさなければなりませんから、食後は著しい高血糖となり、糖尿病のリスクも高まります。

朝食を取らないというダイエット法も大同小異でしょう。

胃は休ませなくても大丈夫

1日1食でさえもよくないのですから、ファスティング（短期断食）がいかに危険な行為であるかは容易に想像できるところです。断食が許されるのは、病院で検査や手術を受けるときだけです。

断食にはデトックス（解毒）効果があるとか、体質改善ができるとも言われていますが、**そのような効果はいっさい証明されていません。**

強いていえば、座禅のように、精神面での効果はいくらかあるのかもしれませんが、身体面でのリスクの大きさを忘れないことです。

断食をする理由として、「食べすぎたから、少し胃腸を休めたい」と考える人もいるようです。しかし、**人間の臓器は胃腸も含め、睡眠時に十分休んでおり、それ以上の休みは必要ないのです。**

胃腸の調子が悪いときは、お粥など消化のよいものを食べるとか、量を減らすといった工夫で十分です。それよりも、食事のリズムが乱れると体内時計に変調をきたし、胃腸の具合はますます悪くなってしまいます。

胃腸に限らず、人間の内臓は、睡眠以外は休みを必要としていません。たとえば、心臓は、1秒に約1回の割合で収縮を繰り返しています。1分で60回、1日では8万6400回となり、80年生きると25億回を超えます。その間、心臓はまったく休むことなく働いているはずです。もし心臓が少しでも休んだとすれば、即、死んでしまいます。こんな体の原理を理解しておけば、絶食は必要がないことがわかってくるのではないでしょうか。

■ダイエットは必ず運動とセットで行うこと

肥満解消のためのダイエットは、必ず運動といっしょに行ってください。ダイエットしかやらなかった人の多くは、途中で断念して体重が元に戻ってしまう割合が高まります。これがリバウンドです。

ダイエットを持続させることは簡単ではありません。その理由のひとつは、体重が減っていくと、筋肉量も減り、基礎代謝量（23ページ参照）が落ちていくからです。

基礎代謝量の約2割は、筋肉が消費しています。

断食などでカロリー源が枯渇《こかつ》してくると、血糖値が下がります。すると体内では、**まず筋肉中のグリコーゲンという物質が分解され、カロリー源となります。**グリコーゲンというのは、ぶどう糖が鎖状に連なったものですが、これが重要なエネルギーとなるのです。

グリコーゲンが不足してくると、**その次に脂肪を分解してカロリー源に変えるという反応が起こります。**脂肪の分解には、複雑な化学反応をともなうため、時間がかかります。「脂肪を燃焼させるには20分以上の運動が必要」との俗説も、ここから出たものです。

渡り鳥は、エサを取らないまま空を飛びながら、陸地にたどり着くまで筋肉や体脂肪を消費し続けます。それでもまだ着かないと、脳細胞まで分解して飛ぶエネルギーに変えるといいます。脳まで食べ尽くしても目的地にたどり着けない、かわいそうな鳥もいるのだそうです。

それに近い病気が人間にもあります。神経性食欲不振症がそれで、いわゆる拒食症のことです。拒食症は、精神疾患のひとつとされてきましたが、最近、極端なダイエットが原因で、脳の一部が萎縮してしまうために起こる病気であることがわかってきました。

そこまで極端なことは起こらないにしても、食事の量を極端に減らしてしまうと、脂肪といっしょに筋肉が痩せていきます。骨を維持する栄養分も不足するため、骨粗しょう症も進行してしまいます。

筋肉と骨が痩せた状態でダイエットを中断し、リバウンドが起こると、筋肉と骨が細ったまま、脂肪だけが増えてしまいます。こうしてダイエットとリバウンドを繰り返していくうち、体重だけがどんどん増え、一方、その体重を支える体力を失った、恐ろしい体になってしまいます。痩せるための運動ができなくなり、転倒したときに自分の重い体重を支えることもできません。待っているのは骨折です。

だから、食事だけのダイエットは危険なのです。

体重を減らしたい人は、まず極端な食事制限は絶対にしないことと、そしてダイエットと同時に運動を必ず行うことです。

?

「1日1食」「ファスティング」で健康になれる?

×

←

1日1食や断食は血糖値の乱高下を招くので、健康障害をきたす。運動をせずにダイエットを行うとリバウンドを起こしやすい。これを繰り返すと体力が低下し、骨折のリスクが高まる。

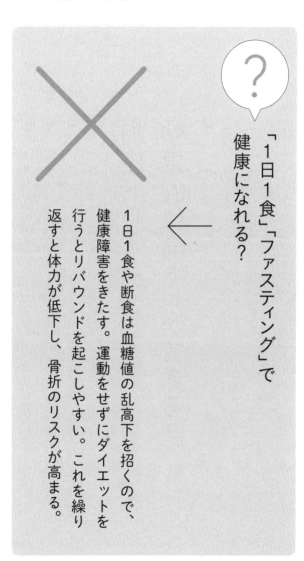

ホント？

ウソ？

30

加圧トレーニングで効果的に筋トレができる？

血管を締めたり、筋肉を圧迫したりしてはいけない

最近、話題の運動法のひとつに、加圧トレーニングなるものがあります。20年ほど前に発明されたもので、提唱者は特許を取得しています。数年前、その特許が切れ、広くスポーツセンターなどで行われるようになったものです。

専用のベルトで腕や脚のつけ根を締め、血流を制限した状態で筋肉トレーニングを行うというもので、短時間で筋トレ効果が得られるというのが謳い文句です。

マラソン選手が空気の希薄な高地でトレーニングを行い、実績を上げているのはよく知られていますし、理論的根拠もあります。しかし血管を圧迫して血流を制限しただけで、同じ効果があるのかどうかについては大いに疑問があります。実際、このトレーニング法で、何かを成し遂げたという人はいないのではないでしょうか。

腕や足を強く締めつけると、さまざまな損傷が生じます。

まず血管が圧迫されると、血管内にある大切な細胞（内皮細胞）が傷害され、動脈硬化症のきっかけとなります。また血管がつぶされ血流が長時間遮断されると、筋肉

や神経などの組織にダメージを与えます。

筋肉が広範囲にダメージを受けると、血液中にその残骸があふれ出し、検査値に重大な異常をきたすことがあります。1994年の阪神淡路大震災の際、建物の下敷きとなり、この状態になった人が多数いました。

加圧トレーニングでは、ここまで重大な損傷をきたすことはないと思いますが、医学的知識のない人がやってはならない行為だといえるでしょう。この方法に限りませんが、一時的なブームにのって広まったトレーニング方法は、やめたほうが無難です。

話はそれますが、同じ理由で血圧測定にも気をつける必要があります。

血圧の値を気にしすぎて「血圧ノイローゼ」になっている人がいます。中には1日に10回も20回も測っている人がいます。血圧を測る際に、腕を強く締めつけることになるため、血管の内皮細胞を痛めてしまう可能性があります。内皮細胞は血管の内側にあって、繊細な細胞です。これによって血管の健康が保たれていて、大切にしなければならないものです。内皮細胞には、少しくらい壊れてもまた再生する能力がありますが、何回か繰り返すうちに死滅してしまい、行き着く先は動脈硬化症です。

血圧測定も含め、手足を締めつけるような動作は、極力、避けるべきものです。

筋肉を鍛えると基礎代謝量が上がる

筋肉トレーニングの意義について、改めて考えてみましょう。

とくに女性にとって、手足の筋肉を丈夫にしておけば、万一、転んだ場合でもケガの程度を最小限にくいとめることができます。

もうひとつの効果は、基礎代謝量が上がるということです。基礎代謝量について正しい理解をしておくことが、減量を成功させる上で大切です。誤った知識でダイエットを行うと、減量に失敗したり、ときには健康を損ねたりしかねません。

基礎代謝量は一人ひとりで、かなり違うものです。以下に、基礎代謝量が低い人の条件をあげました。

①若い人より、年をとっている人
②男性より、女性

③身長が高い人より、低い人
④筋肉質の人より、脂肪太りの人
⑤太っている人より、痩せた人

これらの条件を満たす人ほど基礎代謝量は低く、痩せにくいということになります。

①から③までの条件は自分で変えられませんが、④と⑤は、ダイエットに取り組む上で大事なヒントになります。脂肪太りより筋肉質の人のほうが痩せやすいのですから、すでに繰り返し述べてきたように、**ダイエットには運動、とくに筋トレが必要であることが改めてわかります。**

太った人より痩せた人のほうが、痩せにくいということは、ダイエットの途中で、体重減少にブレーキがかかるということです。実際、体重100kg以上ある人の減量指導を行ってきた私の経験でも、80kgぐらいでペースダウンしてしまう人が多いと感じています。一人ひとりで太りやすさ、痩せやすさが異なるので、他人のまねをしてもダメです。

加圧トレーニングで効果的に筋トレができる?

△

加圧トレーニングは、効果が証明されておらず、リスクもある。手足をきつくしばるような行為は、いかなる目的でも行ってはならない。

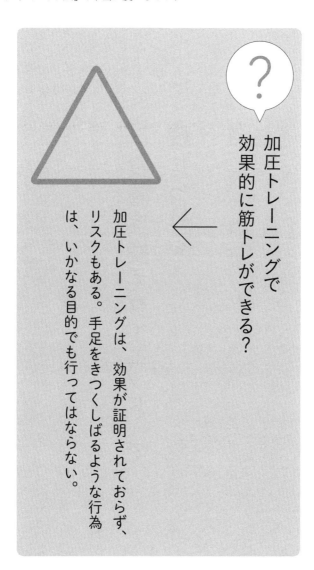

ホント？

ウソ？

31

「一食置き換えダイエット」で痩せられる？

■ココナッツオイル、納豆、キウイ、トマト……で痩せられる!?

納豆、キウイ、トマト、ココナッツオイル……、「ダイエットにはこれが最高！」などとテレビで紹介され、またたく間にスーパーマーケットの商品が品切れになるという珍現象が繰り返されています。

これらは、いずれも体によい成分を含み、食べすぎたからといって病気になることもない、いわば優良食品です。しかし1日中、これだけしか食べないというのは、栄養が偏るためダメです。もちろん、低カロリーですから、痩せられるのは確かですが……。

1日3食のうちの1食だけ、これらの食品にするのは許容範囲でしょう（一食置き換えダイエット）。ただし、他の2食は、量と栄養バランスを従来どおりにして、決して崩さないことです。

とくに極端に太っている人で、検査値などに異常があり、緊急に痩せるようにと医師から指導を受けている人にはおすすめです。

一食置き換えダイエットは、普段から食べすぎの人が、食べる量を全体的に減らす方法として有効です（ただし美容のためだけに痩せることは、方法の如何を問わず、決してお勧めしませんが……）。

あえて問題点を上げるとすれば、血糖値の変動幅が大きくなることです。180ページで述べたように、1日3食をきちんと取ることで血糖値の安定が保たれていますから、1食を低カロリーにしてしまうと、それが大きく乱れる可能性があります。体質によっても異なりますが、人によっては危険なほど血糖値が乱れてしまうかもしれません。

このようなダイエット法で、仕事や日常生活に問題がないのであれば、実行してもかまわないでしょう。

■「一食置き換え」では肥満解消以外の過剰な期待はしないこと

野菜や果物は、種類を問わず一食置き換えダイエットに適した食品といえるでしょう。ただし、「トマトのビタミンが……」とか、「ココナッツオイルの植物性脂肪が……」などの宣伝文句には振り回されないことです。

患者さんに対して肥満解消のための指導を行っていると、「プロテイン・サプリメントを使ってもいいですか？」と聞いてくる人が少なからずいます。結論を言えば、ダイエットによる空腹感をまぎらわす効果があるせいか、減量に成功する割合も高いように感じています。

一食置き換えダイエットとして、プロテイン・サプリメントはおすすめです。プロテインとは、たんぱく質のことですが、良質なカロリー源でもあり、かつ脂肪や炭水化物のように、体に蓄積して肥満の原因となることもないからです。

■野菜ジュースで栄養バランスばっちり！

一食置き換えダイエットで利用する食品として、野菜ジュースもおすすめです。

一口に野菜ジュースといってもいろいろあります。ジューサーで水分だけを絞り取った野菜ジュースより、ミキサーでつくった野菜ジュースや、凍らせた果物や野菜でつくったスムージーのほうが、抗酸化物などの成分がそのまま含まれているためすぐれています。

野菜もそうですが、果物はできれば皮まで食べてほしいですね。皮の部分に重要な抗酸化物が含まれているからです。

ただし**市販のジュースには、糖分や塩分が加えられているので、できれば自分でつくりたいものです。**

？

「一食置き換えダイエット」で痩せられる？

◯

←

ＢＭＩが30を超えるような肥満の人にとって「一食置き換えダイエット」は効果的な方法のひとつ。野菜や果物ならどれでもよいが、減量以外の効果は期待しないこと。

ホント？

ウソ？

32

果物は太りやすいので、控えたほうがいい？

■果物の果糖は、ぶどう糖にならないので太らない

「野菜と果物はどちらが体にいいのか」と題したある雑誌の記事に、「果物は果糖という糖類が含まれるので太りやすい」と記されていました。本当でしょうか?

果糖は、ほとんどぶどう糖にならないので、血糖値を上げることもなく、太る原因にはなりません。

ぶどう糖に変化しない糖分が糖尿病や肥満の原因にならないことは、「グリセミック指数」からもわかります。

果物は、どれもグリセミック指数が総じて低い値となっています。数値がもっとも大きいパイナップルで59、バナナは51、いちご49で、もっとも小さいのがりんごの36です。これらの果物では、糖分が食物繊維に包まれているため、分解に時間がかかると考えられます。

果物は、肥満や糖尿病の原因にはなりません。

ただし果物は、さまざまな成分が総合して体に好影響を与えているので、ビタミン

や抗酸化物質などのどれかひとつだけを取り出して摂取しても意味がありません。

また、同じ果物でも缶詰は避けたほうがよいでしょう。大量の砂糖が加えられているからです。

ドライフルーツも同様です。砂糖が加えられていることと、濃縮された成分をひと口で大量に取ってしまうことになりやすいからです。

果物は、ドライフルーツや缶詰めではなく、**あくまで生で食べるようにしましょう。**

?

果物は太りやすいので、控えたほうがいい？

×

果物に含まれる果糖は、ぶどう糖に変換されないので太ることはない。同じ果物でも缶詰やドライフルーツは砂糖が加えられているので、食べすぎに注意。

ホント?

ウソ?

33

揚げ物などの脂質を控えた食事で痩せられる?

肉類とポテトの揚げ物には発がん物質が含まれる

「脂質を控えた食事を！」とよくいわれます。すでに述べたように、3大栄養素のうち脂質が重量比で、もっともカロリーが高く、また体脂肪となって皮下や内臓に溜まっていくからです。

女性は、妊娠すると出産までに10kgほど体重が増えます。赤ちゃんの分が3kgくらい、それに子宮の増加分と胎盤、羊水などを加えて5kgくらいです。あとはお母さん自身の体重増加分です。

アメリカで、出産1年後の母親の体重を調べ、体重が元に戻らなかった人は何が問題だったのかを調べる研究が行われました。主な要因は次の3つでした。

①毎日、テレビを2時間以上観ていた
②外で運動をしなかった
③揚げ物ばかり食べていた

アメリカでの話ですから、揚げ物とはフライドポテトやフライドチキン、ポテトチップスのようなものだったと思われます。日本でも、揚げ物は油をたっぷり含んでいますし、中身がポテトなどの炭水化物であることも多いのではないでしょうか。油で揚げるという調理法自体もヘルシーではありません。

揚げ物が体によくない理由のひとつは、食品が高温で調理されると、材料によっては発がん物質が生じるからです。

問題となる材料もわかっています。ポテトと食肉です。

ポテトは、油で揚げたり焼いたりすると、アクリルアミドという発がん物質ができます。すでに研究もたくさん行われていて、毎日、フライドポテトを1袋くらいまでなら食べても大丈夫であることがわかっています。いずれにしても、がん予防の観点からも揚げ物はなるべく減らしたほうがよいでしょう。

揚げ物で、もうひとつ気をつけていただきたいことがあります。てんぷら油の使い回しです。油は長い時間、熱や日光、酸素にさらすと酸化が起こり、フリーラジカルを発生させてしまいます。

肉は、焼いて食べることが多いと思いますが、やはり高温にさらすことで成分に化学変化が起き、発がん物質を生じることがわかっています。

調理法にもいろいろありますが、焼く、炒める、揚げる、煮る、蒸すなどのまとめ方をすれば、「煮る」と「蒸す」がいちばん安全です。水で煮たり、蒸したりしているだけであれば、100度以上の温度にはならないからです。ちなみに焼くという調理法では200〜300度、揚げる場合は150〜220度と高温になるため問題なのです。

焼く、炒める、揚げるなどの調理法は、油からフリーラジカルが発生したり、食品の成分が発がん物質になったりする可能性があります。

■成長期の食習慣によって病気を予防できる

気をつけていただきたいのは、メタボのお父さんと成長期の子どもがいっしょに生活し、いっしょに食事をしているような場合です。

両親に合わせて、揚げ物などをやめて、あっさりした食事に変えてしまうと、成長期の子どもには脂質が足りなくなってしまいます。大人にとっては過食の時代であっても、コレステロール（脂質のひとつ）など成長期に欠かせない栄養素も多く、親に合わせて食事を変えてしまうのは考えものです。

一方、子どもが好む、ハンバーグ、フライドポテト、お菓子などのように脂質や炭水化物が多い食品を好きなだけ与えるのも問題です。

子どものときの食生活は、やがて習慣となり、大人になっても変えられなくなってしまいます。

以前、ハワイで生まれ育った日系人と、同じ世代で日本で生まれハワイに移住した日本人とをくらべるという調査が行われたことがあります。その調査でわかったのは、7歳くらいまでの食習慣によって、大人になってからの病気、とくに心筋梗塞の発生率がまったく異なるという事実でした。つまり子どものころ、日本で和食中心に育った人は、たとえハワイに永住しても心筋梗塞になる人が少なかったのです。

成長期の食習慣がいかに大切であるかを物語るデータです。

？

揚げ物などの脂質を控えた食事で痩せられる？

○

肉類やポテトの揚げ物は、肥満の原因となるばかりか、がんの原因ともなりうる。成長期の子どもには食育が大切。

ホント?

ウソ?

34

「ひねる運動」をすれば、部分痩せできる?

お腹だけ引っ込める方法はない

女性のダイエットの目的は、単に体重を減らすことだけでなく、「出るところは出て、凹むところは凹んでいる体型に戻りたい！」という願望も込められているようです。とくに二の腕、ウエスト、太ももを細くしたいのは、誰にもある願いなのでしょう。そこで、これらのいわゆる「部分痩せ」が可能なのかどうか、検証しておく必要がありそうです。

食事で部分痩せは無理だとしても、運動を工夫すれば部分痩せはできるのでしょうか。この問題には私も大いなる関心があり、世界中の文献を徹底的に調べたことがあります。しかし残念ながら、この問題を取り上げた学術文献はほとんどありませんでした。それだけ、学問の対象にはなっていないということです。それでもいくつか関係した文献がありましたので、概要をご紹介しましょう。

そのひとつは、アメリカ人が書いたもので、「この健康器具を使った人はウエストがスマートになっていた！」と結論づけたものでした。しかし、論文を詳しく読んでいくと、運動後、確かにウエストサイズは小さくなっていたのですが、ダイエットもいっしょに行ったことと、体重も並行して減っていた事実が目立たないように書かれていました。

つまり、ウエストだけが小さくなったのではなく、単にダイエットで痩せていただけだったのです。ある健康器具の宣伝のために書かれた論文だったようで、「研究者の風上にも置けない奴」というのが私の印象でした。そのほかの論文も大同小異です。

結果的にわかったのは、**部分痩せできることを証明した運動法や健康器具は、この世にひとつも存在しないという事実でした。ウエストに限らず、二の腕、太ももなども含めてのことです。**

テレビ通販などの「こんなにお腹がすっきり！」などというコマーシャルに騙されないようにしましょう。

「この器具を使うと腹筋が割れてくる！」というコマーシャルも通販の定番です。

一生懸命に腹筋運動をすれば、しだいに筋肉繊維が太くなり、たくましい姿になるのは確かでしょう。激しい運動をすれば、同時に体脂肪も減少してくるはずです。しかし体脂肪に限って言えば、単に全身の体脂肪が減ってくるだけであって、お腹まわりだけがスマートになるということは決してありません。

運動をするとバストが小さくなる!?

「痩せたいけれど、バストを減らしたくない」という女性の話もよく聞きます。「バストは運動で揺らすと脂肪が分解されて小さくなってしまう」という説が信じられています。

ある研究によると、女性のバストは、普通に歩いているときは上下左右に均等に33%ほど揺れるそうです。ところがジョギングなどをしているときは、上下に51%、左右に22%、前後に27%ほどとバラバラに揺れるため、バストには無理な力が加わってダメージを与える可能性があるとのことです。つまり多くの女性が心配しているように、運動でバストが垂れてしまうのは実際にあり得る、ということになります。

この研究をした専門家は、スポーツブラは必ず着けるべきであり、かつ正しい着け方をしないとむしろダメージが大きくなってしまうと警告しています。

ただし運動のしすぎで、バストが小さくなってしまうかどうかについては、データがなく不明です。

スポーツセンターに行くと、腰にベルトを回して振動させる機械があります。目的がよくわからず、意味不明の機械で、さすがに最近はあまり見かけなくなりました。もし身近にあったとしても、試してみるのは、やめたほうがよいでしょう。効果が期待できないばかりか、腰を痛めたり、腸がねじれてしまったりする危険性があるからです。

基本的に電気仕掛けの運動器具や、目新しいダイエット器具には手を出さないほうが無難です。

昔からある器具で、おすすめはやはりダンベルです。長年、多くの人に使われてきたのは、効果と安全性が実証ずみだからです。使い方については、115ページですでに述べたとおりです。

?

「ひねる運動」をすれば、部分痩せできる?

×

←

部分痩せはありえず、全身で痩せる努力をするのが基本。流行の器具を使った運動は長続きせず、ときに危険をともなうので避けること。

ホント？

ウソ？

35

「間食」は
ダイエットの最大の敵？

食事は「リズム」が大切

間食は、ダイエットの大敵であることは間違いありません。患者さんの中でも、肥満の人ほど間食をしている割合が高い傾向があります。

どうしても間食をやめられない人には、果物を食べるように指導しています。すでに述べたように果物は低カロリーであり、かつグリセミック指数も低いからです。果物を食べることでお腹が満たされて、ご飯やおかずの量が減ればなお結構なことです。

間食にもいろいろあると思いますが、**意外と問題が大きいのはせんべいです。**グリセミック指数のところでも述べたように、お米を高熱で処理したものですから、硬そうに見えても、ご飯より消化はよくなっています。せんべいを食べながらテレビばかり観ているという生活が肥満につながります。

間食は、食事のリズムにも悪影響を与えている可能性があります。おやつを食べた分だけ、夕食の時間が遅くなったりしていないでしょうか？

それがさらに朝食の時間を遅くしていたとしたら、１日の生活リズムに大いなる悪影響を与えていることになります。

健康優先で考えれば、間食はなるべくしないほうがよさそうです。

ダイエットに失敗する原因のひとつは、がんばりすぎることです。食べる量を大幅に減らしてしまった結果、「こんな空腹には耐えられない」とか、「力が抜けて元気がなくなった」などと言いつつ脱落してしまう人が多いのです。

体重を減らす割合をどれくらいにするのが適切なのか、大規模に調べた人がいます。それによると、**1カ月に1～2kgずつ減量するのが最適であることがわかったそうです。**これ以上のハイペースでは、前述したような理由で脱落しやすく、逆にこれ以下のローペースでは、気持ちの張りを持てなくなってしまうからです。

私も、肥満で悩んでいる患者さんには1カ月に2kg以上痩せないことを強調した上で、減量の指導をしています。

なお、体重が100kgを超えるほどの肥満では、遺伝子の変異が関係していますので、専門の医師の指導のもとに減量を行う必要があります。

「間食」はダイエットの最大の敵？

○

間食する場合は、グリセミック指数の低いものを少量に留める。間食は生活リズムを乱す可能性もあるため、好ましくない。

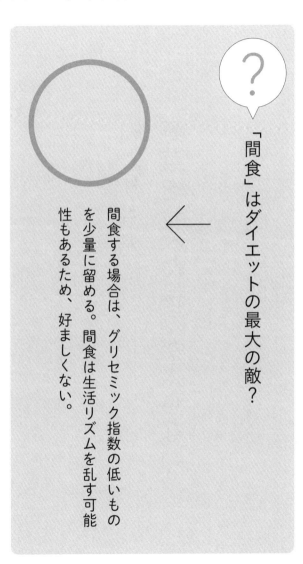

ホント？

ウソ？

36

肉よりも先に野菜を食べたほうが太らない？

■野菜をたくさん食べれば減量できる

「野菜を先に食べると、腸での炭水化物やたんぱく質の吸収が抑えられる」という俗説があります。少人数で実験を行った人がいて、血糖値の上昇が直後だけ抑えられたとのことでした。しかし、この方法で太らないのかは不明です。

ただし、「食事の際、たくさんの野菜を食べれば太らない」ことは確かです。それは、**野菜をたくさん食べたことでお腹がいっぱいになり、ご飯や栄養価の高いおかずを食べる量が減るからです。**

同じ理屈で、たとえば、こんにゃくを食べてお腹がいっぱいになれば、ご飯やおかずを食べられなくなりますから効果があるはずです。

私が肥満解消の指導をした患者さんの中にも、野菜をたくさん食べて見事に減量に成功した人がたくさんいます。ただし食べる順番は関係なく、とにかく野菜をたくさん食べることがポイントなのです。

「どうしてもご飯やおかずを食べすぎてしまう」という人は、野菜を先に食べればよいでしょう。

■食前酒は食欲のない人に効果的

そもそも食べる順番によって健康状態が変わるということはあり得ません。食べたものは、まず胃の中でいっしょになり消化液で分解されたあと、3〜4時間してから小腸に移動し消化・吸収が行われるからです。

ただし食前に少量のお酒を飲むのは、理にかなっています。少量のアルコールには、消化液の分泌を促進し、収縮を活発にする作用があるためです。その昔、病院では食欲がない患者さんがいると、赤酒リモナーデという液体を処方することがありました。中身は、実はワインです。

ご飯を食べられない人が、食前に少しのお酒を飲むのはよいことです。食前酒のグラスが小さいのはそのためです。

もちろん、お酒の飲みすぎは胃腸を悪くしてしまい、逆効果です。

お酒を飲む際に気をつけなければならないことは、ほかにもいくつかあります。もっとも避けるべきは、一気飲みです。若い人が一気飲みをして、急性アルコール中毒となり救急車で運ばれたという話はよく聞くところです。

問題は、それだけではありません。医学実験では、細胞を顕微鏡で観察する際、形が崩れないように「固定」という操作をします。そのために使う薬品のひとつがアルコールなのです。アルコールには、細胞を、原型をとどめたまま固めてしまう作用があります。つまり細胞を殺してしまうということです。

アルコールは、人間の細胞を固めてしまう恐ろしい毒物なのです。強いお酒を一気飲みして胃の血管が破れ、救急車で運ばれる人がときどきいます。外国映画には、主人公が強いお酒をひと口で飲み干すシーンがよく出てきますが、決してまねをしないことです。

肉よりも先に野菜を食べたほうが太らない？

△

「野菜を先に食べる」のは、ダイエットの方法としては悪くない。正確に言えば、食べる順番は意味がなく、普段から野菜をたくさん食べることが大切。

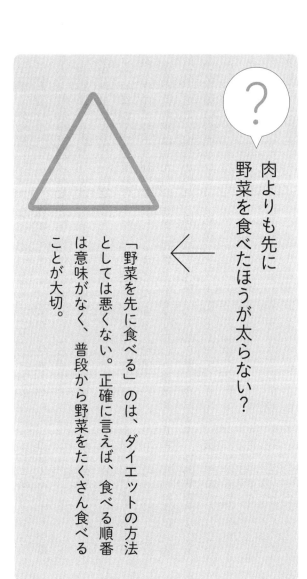

Chapter3 まとめ

ダイエットについての基本的な考え方

- 肥満が健康に与える悪影響は、糖尿病だけではない
- 肥満はがんのもと。大腸がんがもっとも多く、乳がん、子宮がん、腎臓がん、食道がんなどになる可能性がある
- 体重が増えるか減るかは、摂取カロリーから消費カロリーを引き算した値で決まる
- 消費カロリーには、運動によるものと基礎代謝によるものがある

●運動にも2通りの意味があり、仕事や日常生活で欠かせない動作によるものと、健康のため（あるいは減量のため）に行うスポーツに分けられる

●基礎代謝量を増やすために自分でできることはただひとつ。体脂肪を減らし、筋肉をつけること

●ウォーキングやジョギングなどによるカロリー消費は意外と少なく、たとえば体重50kgの人が、ジョギングを時速6kmで30分行っても、消費されるカロリーは梅干しおにぎり1個分にもならない

●運動は、痩せるためでなく、あくまでダイエットの「やる気」を維持することと、筋力をつけることが目的であることを忘れないように

Chapter 4

この「**民間療法**」で本当に健康になれるのか？

ホント?

ウソ?

37

体を温めれば、万病が治る?

免疫力を測る方法はない

「体を温めて免疫力を上げれば万病が予防できる」という健康法があります。

この健康法の背景にあるのは、現代人は基礎体温が低いため、体を温めれば免疫力も上がるはず、という考え方のようです。

しかし免疫力は、そもそも測る方法がありません。免疫力アップの必要性を主張している人たちは、リンパ球の機能を測ることを提唱しています。しかし体の免疫力は非常に複雑で、ひとつの検査で測れるようなものではありません。

人間の免疫力自体を測る方法がなければ、免疫力が上がったとか下がったとかは、言えないのではないでしょうか。したがって、この類の健康法には科学的根拠がなく、正しいとも間違っているともいえない、ということになります。

われわれの体の免疫システムは、生命を維持していくために欠かせないものです。もし、この機能が働いていなければ、ちょっと風邪をひいただけでも直ちに命を落としてしまうことでしょう。人間が生きていくためというよりは、「死なずにすむ仕掛け」と表現したほうが近いかもしれません。

人間は過去、何万年もの年月をかけて、この複雑な免疫システムを育ててきました。そのため、自然に逆らわず、ほどほどの生活をしているときに、この免疫力はもっとも力を発揮してくれるはずなのです。

百歩譲って、免疫力をアップさせることができたとすれば、どうなるのでしょうか？

免疫力が過剰に働いてしまう状態のひとつが「アレルギー反応」です。**現代人は、免疫力が高すぎてアレルギー反応、とくに花粉症やアトピーを発症するようになってしまった、ともいわれています。**アレルギー反応は、外界から体内に入ってきた物質に対して過剰に免疫システムが働いてしまう病気です。

自己免疫疾患という病気もそうです。自己免疫疾患は、自分自身の体のある部分を異物とみなしてしまい、免疫反応が起こるものです。代表的な病気は関節リウマチで、関節に激しい炎症が起きます。

このように想定外の事態が起こる可能性もあるため、免疫力を（たとえ可能としても）勝手にアップさせたりしないほうがよさそうです。

「万病が治る」はあきらかに言いすぎ

免疫力はともかくとしても、体を温めるとどうなるのでしょうか?

当然、体を温めれば血流がよくなり、寒いまま我慢しているより健康にはプラスです。実際、高齢者の死亡は真夏より真冬に圧倒的に多く、やはり**暖かいほうが体にはいいのです。**

一方、温めると、あきらかに悪くなることもあります。たとえば、関節が腫れているようなときに温めると、かえって痛みが増します。寒い日に熱いお風呂に入ったのが原因で、突然死した人もいます。体を温めることはよい面もあれば、悪い面もあります。「体を温めると万病が治る」というのは、あきらかに言いすぎです。

寒い地方の人と温暖な地方の人は寿命に差がない

体を温める方法としては、熱いお風呂に入るなどして外側から温めるか、あるいは何らかの食品か飲み物によって体の中から温めるか、２つの方法が考えられます。しかし、どちらにしても一時的なものにすぎません。

ちなみに欧米人は、日本人より体温が１℃くらい高いとされています。そのためか、外国から来た観光客が冬でも半袖で浅草を歩いていたりします。なぜそうなのかはわかりませんが、生まれ育った生活環境のせいかもしれませんし、食事の内容によるものかもしれません。肉をたくさん食べると体温が上がるのかもしれません。

しかし日本人の平均寿命が依然として（男女平均で）世界一なのですから、体温が高いほうが健康的とはいえないのではないでしょうか。

寒い地域に生まれ育った人と、温暖な地域で生まれ育った人とで基本的に寿命に差はありません。ところが、寒い地域から温暖な地域へ移住した人たち、あるいはその逆の人たちは、平均寿命が短くなっているというデータがあります。**生まれ育った環境によって、汗腺の数など体のさまざまな機能が成長する過程で形づくられていくため、途中で環境が変わってしまうと健康状態に何らかの影響が生じてしまうのかもしれません。**

体を温めれば、万病が治る？

そもそも免疫力を測る方法がないので、体を温めて免疫力がアップするかどうかは判定できない。体温を上げると病気にならないという証拠も存在しない。

ホント？

ウソ？

38

ふくらはぎをもめば健康になる？

■「脂肪をもんで潰す」のは危険な行為

「ふくらはぎをもむと健康になる」という趣旨の本が爆発的に売れたようです。同じような内容の本がほかにも続々と出版され、ふくらはぎ健康法が話題になっています。立ちっぱなしで仕事をしていると、体液が足のほうに下がっていって、むくみとなります。たとえむくみはなくとも、1日が終わっていちばん疲れが溜まっている場所が足かもしれません。そこをもみたい気持ちもよくわかります。

それにしても、なぜふくらはぎだったのでしょうか?

結論を先に言えば、**ふくらはぎをもむのはきわめて危険な行為です。**

その理由は少し複雑です。まず手足には多数の静脈がありますが、動脈のように心臓(ポンプ)とは直接つながっていません。そのため血液を心臓に送り返すためには、手足を動かして筋肉を収縮させ、その力を借りる必要があります。

しかし手足は絶えず動かしているわけではありませんから、どうしても血液が流れずに停滞している時間が生じてしまいます。すると、静脈の内側に血液の塊り（血栓）ができてしまうことがあるのです。

その血栓は、静脈の内側に張りつくようにできるのが普通で、そのまま留まっている限り、問題を起こすことはありません。

しかし突然、手足を動かしたり、強くもんだりすると、血栓は血管壁から剝がれ、流れ出してしまうかもしれません。

足の静脈を流れる血液は、心臓を通りすぎて肺に届くようになっているため、流れ出た血栓は肺で詰まってしまいます。その結果、突然、呼吸ができなくなり、ときに死亡してしまうことがあるのです。これをエコノミークラス症候群といいます。

ふくらはぎの静脈がとくに危険だというわけではないのですが、エコノミークラス症候群の原因となりうることは間違いありません。

危険はもうひとつあります。ふくらはぎに限りませんが、皮膚の下には脂肪細胞がたくさんあります。どの細胞も基本的に柔らかく潰れやすいものですが、**脂肪細胞が**

壊れると、飛び出た脂肪滴が血管の中に入り、血栓と同様な運命をたどる可能性があります。このように脂肪などが血管に詰まってしまう病気のことを塞栓症といいます。「脂肪をもんで潰す」ことを宣伝しているエステなどもあるようですが、きわめて危険な行為です。

首をもむのは危険

人間の体は、自分自身で動かしたときにもっともスムーズに血液が流れるようにできています。動脈は単なるチューブではなく、筋肉が中にあってポンプとしての機能を持っています。静脈は、先ほど述べたとおり、手足の筋肉がそっと手助けをするようにできています。静脈の内側には逆流防止弁がついているなど、血液が逆流しないような巧みな仕組みもあります。

そのため、**基本的には、手足をもんだりする必要はまったくないのです。**

筋肉痛などがあるときは、炎症が起こっていますから、もんだりするのは逆効果です。

体の構造や仕組みを知らない人がマッサージをするのは、ときに危険さえともなう行為と考えるべきです。とくに危険なのは首です。首には、脳に血液を送る大切な血管が何本かあります。

とくに大切なのは頸動脈という太い血管です。この血管にも血栓ができやすく、首をもむことによって血栓が剥がれてしまう危険性があるのです。剥がれた血栓は、脳梗塞を起こす原因となります。

もんでも大丈夫なのは肩ぐらいかもしれません。その場合でも、決して強くはもまないことです。

ふくらはぎをもめば健康になる?

ふくらはぎをもんで血流がよくなることはなく、健康になることもない。エコノミークラス症候群の原因となる危険性さえある。

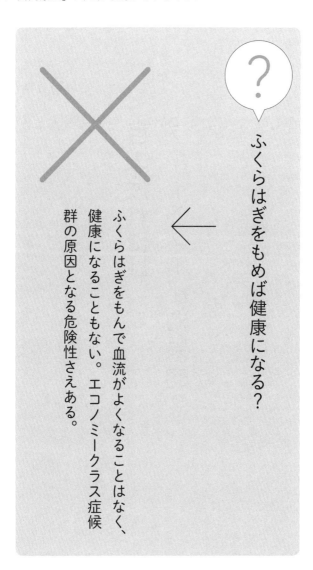

ホント？

ウソ？

39

目の疲れには
ブルーベリーが効果的？

■ビタミンA、アントシアニンの効果とは?

「ブルーベリーが目にいい!」というコマーシャルがあります。ブルーベリーが注目された発端は、第二次世界大戦のころ、イギリス空軍のエースパイロットが、「ブルーベリージャムをよく食べていたせいで、薄明りの中でも対象物がはっきり見えていた」と語ったことだったそうです。

ブルーベリーに含まれている成分のうち、アントシアニンとビタミンAが目にいいとされています。

眼の奥には網膜があり、物を見るための細胞が並んでいます。その主役のひとつがロドプシンという物質で、微弱な光が当たると2つに割れて電気信号を発するという仕組みになっています。

このとき作用するのがアントシアニンで、2個に割れたロドプシンのひとつがビタミンAとなります。

したがって、どちらの物質も暗いところで物を見るときに活躍していることになります。これらの物質をサプリメントとして補給すれば、視力も回復し、疲れ目も治るはず、と考えられるようになったのも当然のことでした。

同じ話を繰り返しますが、残念ながら、**これらの物質を補給して目がよくなったというデータは存在しません。**


昔、食料が十分でなかった時代、ビタミンAが足りない人がたくさんいました。そんな時代、夜になると目がよく見えなくなる夜盲症という病気がありました。ビタミンAが極端に不足すると、弱い光を感ずる機能が低下するのは確かです。しかし、現代人の食生活では（遺伝的な体質を除いて）、ビタミンAが不足することはないと考えてよいでしょう。

やはり昔の話ですが、ヤツメウナギを食べると目がよくなるといわれていました。ウナギの一種で、眼球のような模様が体の左右にたくさんあり、そのように呼ばれていいます。ビタミンAのひとつ、レチノールが豊富に含まれていることから、目にいいという話が生まれたものと思われます。

ブルーベリーもヤツメウナギもおいしく食べるのは結構なことですが、目をよくする効果は期待しないことと、食べすぎないことです。

■眼精疲労に特効薬はない

眼精疲労という言葉がありますが、これは目を使う作業を長時間続けたあとで、目のかすみや充血などの眼症状とともに、だるさや頭痛などの全身症状も現れてなかなか治らない状態を指しています。

基本的は、目を休めるしかなく、特効薬はありません。目薬などに頼るのも考えものです。

ところで加齢黄斑変性症《かれいおうはんへんせいしょう》という目の病気をご存じでしょうか？

黄斑は網膜の真ん中にある細胞群で、物を見る上で、もっとも大切な場所です。ここに老廃物が溜まってしまい、視力が落ちてしまうという病気です。その名のとおり、加齢変化と考えられていますが、すでに繰り返し述べてきたフリーラジカルが関係しています。

この病気を予防するには、抗酸化物質を取ること、つまり果物をたくさん食べることが有効であることがわかってきました。

目には、アントシアニンやビタミンAをサプリメントで取るよりも、果物をたくさん食べたほうがいいというのが結論です。

目の疲れにはブルーベリーが効果的？

△

アントシアニンやビタミンAが視力を保つ働きをしているのは事実だが、ブルーベリーを食べたほうがいいかどうかは不明。それよりも加齢変化を予防するために、いろいろな果物をたくさん食べたほうがいい。

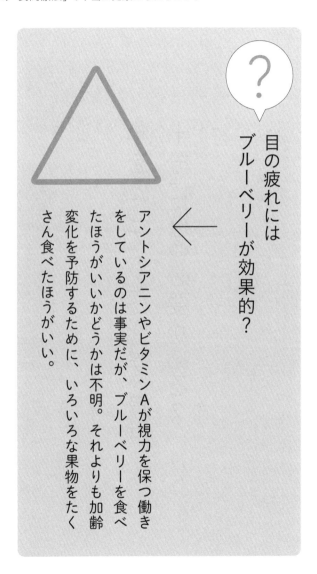

ホント？

ウソ？

40

年をとってもたんぱく質は十分に取る必要がある？

■たんぱく質が足りない人は骨粗しょう症になりやすい

年をとるにつれ、手の込んだ肉料理よりあっさりした魚料理のほうが好きになったという人が多いかもしれませんが、必ずしもそんな人ばかりとも限りません。高齢であるにもかかわらず、肉料理を毎日食べているという人もいて、そんな人に限ってとても若々しく元気です。コーヒーが大好きという高齢者も多く、「年寄りだから」と、イメージで決めつけないほうがよさそうです。

本屋さんの健康本コーナーには、「肉は食べないほうが長生きをする」という本と、「長生きしたいなら肉を食べなさい」など、正反対のことを主張している書籍が並んでいたりします。いったい、年をとったら肉料理は食べたほうがよいのでしょうか、それとも食べないほうがいいのでしょうか?

たんぱく質が足りているかどうかは、アルブミンという血液検査の値でわかります。**80歳以上の高齢者を診察していると、このアルブミン値が極端に低い人たちによく出会います。その中には骨粗しょう症になっている人も多く、骨を丈夫にするには、カ**

ルシウムだけでなくたんぱく質も大切であることがわかります。

高齢になっても十分なたんぱく質が必要です。普段の食事は魚を中心にして、ときどき肉料理も食べるという組み合わせが、すでに述べたように年齢にかかわらずやはりベストなのです。

ただし食肉には、たんぱく質のほかに脂質も多く含まれています。とくに健康を考える上で問題となるのはコレステロールと悪玉脂肪酸で、これらを取りすぎている人にあきらかに心筋梗塞が多くなっています。

最近、食品中のコレステロール含有量と血液検査のコレステロール値は関係がないという説が学会から発表されました。しかし、この説は主にタマゴについて調べたデータからきたもので、食肉の摂取量と血中コレステロール値の関係はまだよくわかっていません。ひとつだけ言えるのは、食肉に含まれる悪玉脂肪酸を取りすぎると、体内でコレステロールの合成が促進され、結果的に血中コレステロール値は上昇してしまうということです。

やはり肉料理も、ほどほどに食べましょう。

年をとってもたんぱく質は十分に取る必要がある？

高齢者もたんぱく質の摂取は必要であり、肉料理もときどきは食べたほうがいい。ただし食肉には脂質が多く含まれているため、年齢にかかわらず食べすぎないこと。

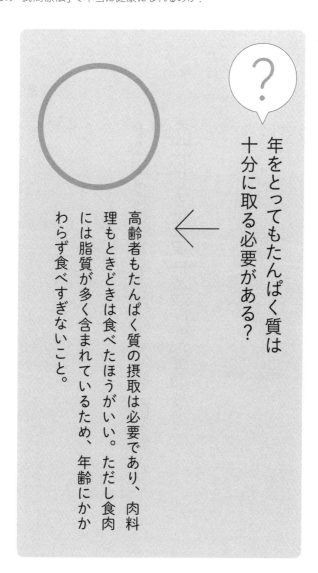

ホント?

ウソ?

41

1日2リットルの水を飲むと血液がサラサラになる?

■体温調節が効かなくなって起こるのが熱中症

夏になると、熱中症になる人が多く、テレビでも「こまめな水分摂取を！」とのフレーズが連呼されます。

水分が不足して脱水状態になると、汗をかかなくなり、熱を放散できなくなるからというのがその理由です。

しかし、水をたくさん飲んだだけでは、熱中症は予防できません。

病院の外来を訪れた患者さんの中に、赤くただれるほどに日焼けした中年男性がいました。「熱っぽい」との自覚症状があり、聞けば野外で一日中作業をしていたとのこと。「熱中症では?」との私の問いに、本人は「こまめに水分を補給していたから大丈夫」「風邪をひいただけ」と言い張るのですが、あきらかに熱中症でした。

熱中症とは、熱い環境の中で体温が上がりすぎて、体温調節が効かなくなった状態のことです。

唯一の予防法は、体温が上がらないようにすることにつきます。炎天下で過ごす時

間をなるべく少なくすることです。

やむをえず野外に出るときは、帽子をかぶったり、木陰で休んだりすること。家の中で熱中症になる人もいますから、気温の高いときはエアコンをしっかり効かせておくことも大切です。

水分補給さえすれば熱中症は防げると思い込んでいる人もいますが、それは大きな間違いです。こまめな水分補給が必要なのは、やむをえず野外で作業をしなければならないときや、高温多湿の場所で仕事に従事しなければならないような人たちです。この場合、十分な水分補給とともに、塩分を補給することも忘れないようにしてください。

そのような状況にある人以外は、むしろ水分を取りすぎないことです。人間の体にとっては血液中の塩分濃度が一定になっていることが大切で、水分を取りすぎると塩分濃度が薄まってしまいます。

では、普段、どれくらいの水を飲めばいいのでしょうか？

答えは、**「のどが渇いたら飲む」**が正解です。

人間の体は水を欲しているときに「のどが渇いた」と脳が感じるようにできているからです。

■水を飲んでも血液はサラサラにならない

水をたくさん飲むと「血液がサラサラになる」とも言われています。

実際には、水をたくさん飲むと、血液が薄まるだけでサラサラになるわけではありません。

しかも血液が薄まった状態は非常に危険であり、水分を直ちに尿として体外に出してしまう反応が起きます。そのため、水をたくさん飲んで血液が薄くなったとしても、それは一瞬の出来事にすぎません。


血液がドロドロになったり、サラサラになったりすることが本当にあるのか、少し考えてみましょう。

血液の流れやすさは、赤血球のしなやかさによってほぼ決まります。赤血球は病気や老化によって、しなやかさが失われることがあり、細い血管（毛細血管）の中を通りにくくなります。そんなとき、実際に詰まってしまう前に、その赤血球は網内系と呼ばれる場所で壊されて血液から排除されるようになっています。

つまり、血液がドロドロになって血管が詰まってしまうような事態は決して起きないのです。

1日2リットルの水を飲むと血液がサラサラになる？

水をたくさん飲むと血液が薄まるだけで、サラサラにはならない。また、水を飲むだけで熱中症は予防できない。のどが渇いたときに飲めばいいように人間の体はできている。

ホント？

ウソ？

42

ウコン、シジミ、牛乳を飲めば二日酔いにならない？

■ウコン、シジミに特段の効果があるかは不明

お酒を飲む前後にウコンやシジミ、牛乳などを飲むと悪酔いしないと言われています。テレビ通販のコマーシャルでも「翌朝の目覚めが違う！」「信じられないほど体調がいい！」などと個人の感想が述べられています。

これらの食品やサプリメントで二日酔いを防げるのかどうかは、取らなかった人と公平にくらべてみなければわかりません。そのようなデータを示すことなく、効果ばかり説明されても信じるわけにはいきません。

実際には、**そのようなデータがないからこそ、あるいは実際に調べても差がなかったから、コマーシャルも「個人の感想」に留まっているのではないでしょうか。**

アルコールは、肝臓で分解されるときにアセトアルデヒドという毒物になります。この物質は、しばらくすると酵素によって分解されるのですが、飲みすぎて分解しきれなくなった分が、体内を駆け巡り二日酔いを引き起こします。

しかし、この代謝は、飲んだ量や体質によってほぼ決まりますので、これを抑える

薬や食品は存在しません。お酒が強くなる薬もありません。

ただ、アルコールに弱い人が、お酒に酔いにくくする方法がひとつだけあります。

アルコールは、食べ物と異なり胃腸での吸収が早く、短時間にすべて処理されてしまいます。その一部は胃で、残りの大部分は（胃の下にある）小腸で吸収されるようになっています。そのため、お腹がすいた状態でお酒を飲むと、胃から短時間に吸収されてしまい苦しくなったりしますが、食事をしながら、あるいは食事をしたあとで飲めば、胃からの吸収を抑えることができ、その分だけ吸収がゆっくりになります。酔いも少しだけ軽くなることが期待されるのです。

その意味では、お酒を飲む前に牛乳を飲んでおくのは理に適っていると言えますが、牛乳に限らず、どんな食事でも同じことです。

ウイスキーのように強いお酒を飲むときは、水をいっしょに飲んだほうがいいとされていますが、これも正しいことです。お酒に強いか弱いかとは無関係に、胃の粘膜にアルコールが直接触れると、細胞が傷ついてしまうことはすでに述べたとおりです。

強すぎるお酒を一気に飲まないことが大切で、水で割って飲むのはよいことです。

ウコン、シジミ、牛乳を飲めば二日酔いにならない？

ウコン、シジミに二日酔いの予防効果はない。強いてあげれば牛乳を事前に飲むのはよい方法であり、「空腹で飲まない」「水分を取りながら飲む」ことも大切。

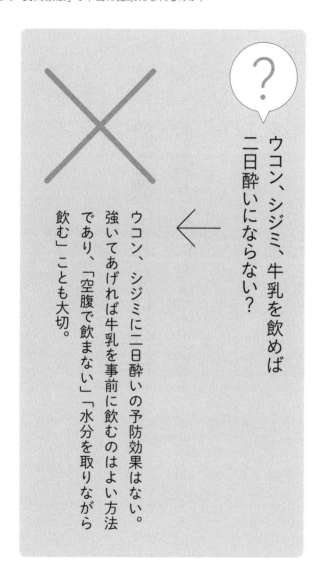

ホント？

ウソ？

43

肌を露出しなければ皮膚がんにならない？

日光浴をする必要はない

日光の紫外線を浴びることによって、皮膚がんのリスクが高まることがわかっています。皮膚がんはオーストラリア、ニュージーランド、ノルウェー、スウェーデンなど紫外線が強い国々に多いことからも、その因果関係はあきらかです。

紫外線を浴びすぎると、体内でフリーラジカルが生じるため、皮膚がんに限らず、あらゆる部位の発がん誘因となります。

では、日光浴はしないほうがいいのでしょうか、それともすべきなのでしょうか？

ビタミンDは骨を丈夫にするために必須の栄養素で、主に体内で紫外線の助けを借りてつくられています。

そのため日光に当たる必要性が強調されてきたのです。

しかし多くの研究から、あえて日光浴をする必要はないことがわかってきました。

理由は2つあります。ひとつは、必要な紫外線量がわずかであり、日常生活の中で十分な量を浴びているからです。

もうひとつはビタミンDが食品、たとえばきのこ、納豆、魚、タマゴなどにも豊富に含まれているからです。どれも和食の定番で、日本人は十分量のビタミンDを摂取していることになります。

結論は、**「日光を浴びることは必要であるが、日々の生活で十分であり、あえて日光浴までする必要はない」**ということになります。

日焼けサロンなどには決して行かないことです。

■日焼け止めクリームを正しく使って紫外線を除去する

紫外線を浴びる量はできるだけ減らすべきです。

生活の知恵として、紫外線を防ぐ方法を覚えておいたほうがよいでしょう。

まず外出する際は、暑い夏でも、できるだけ帽子をかぶり、衣服は長袖にすることです。日傘も、美容上だけでなく健康を守るためにも有効です。海水浴などに出かける場合も水着の上に薄いシャツを着るようにします。

地上に降り注ぐ紫外線の量は、暑い夏だけでなく5月くらいから多くなってきますので、気を抜かないことです。

紫外線にはA、B、Cの3つの種類がありますが、日光では大部分がAで、かつ発がん性も高いことがわかっています。日焼け止めクリームには、このうち紫外線AとBをカットする効果があります。

日焼け止めクリームの商品パッケージに、SPFやPAという記号が書いてあることにお気づきでしょうか。

SPFは、Sun（太陽）Protection（保護）Factor（係数）の略で、主に紫外線Bをカットする性能を示しています。この値が高いほうがカットの効果は高いのですが、ベタベタ感が増し、肌荒れも起きやすくなります。

PAのほうは、Protection（保護）grade（係数）of UVA（紫外線A）の略で、紫外線Aをカットする性能を表しています。両者を合わせてSPF30/PA+という性能のクリームがおすすめです。

肌に塗るときは、片腕に大さじ1杯ぐらい塗ること。あまり薄くのばさずに、ベタベタするくらいが適当です。また、2時間おきくらいに塗り直さないと効果がありません。

オーストラリアではそれだけでは不十分で、紫外線の強い午後2時ころは外出を控えるように呼びかけているほどです。

？

肌を露出しなければ皮膚がんにならない？

○

←

紫外線はわずかに浴びる程度で十分で、あえて日光浴をする必要はない。紫外線は皮膚がんなどの原因となるので、極力避けるようにする。

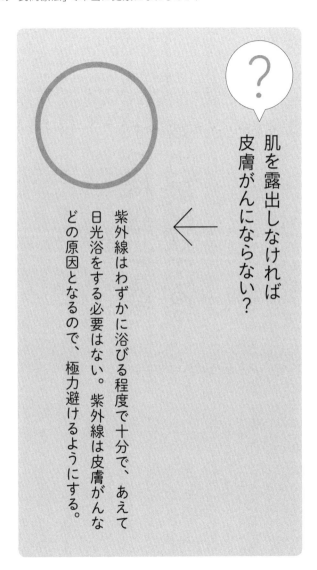

ホント？

ウソ？

44

すっぽんエキスで精力アップする？

■すっぽんは「食いついて離れない」が……

美容効果と健康増進に加えて「精力アップ」まで謳い文句しているのが、すっぽんエキスです。

どんなサプリメントにも美容効果を期待できないことは、73ページで述べたとおりですが、精力アップのほうはどうなのでしょうか？

精力をアップさせる効能が証明されているのはバイアグラだけです。海外の製薬企業が開発し販売している医薬品で、使うには医師の処方箋が必要です。たいへん高価な薬で効果も折り紙つきですが、あまりに作用が強く心臓マヒなどを起こして亡くなった人もいます。

すっぽんエキスが、この薬に取って替わることができるのであれば有難いことです。

しかし、そんな効果を示したデータは存在しないはずです。

仮に**スッポン鍋をたっぷり食べて精力が出たと感じたとしたら、それはカロリー源**

が補給されたからではないでしょうか。

スッポンで精力が増強するというのは単なる俗説であり、「一度、食いつくと離れない」ところから、話が誇張されて広まったとの説もあります。

元気のもとは休養とカロリー補給につきます。精力が衰えたと感じたら、この２つを実行する以外にありません。

？

すっぽんエキスで精力アップする？

×

すっぽんで精力がアップするというデータはない。精力をアップさせたければ休養とカロリー補給につきる。若さを保てるよう気持ちを切り替えることも必要。

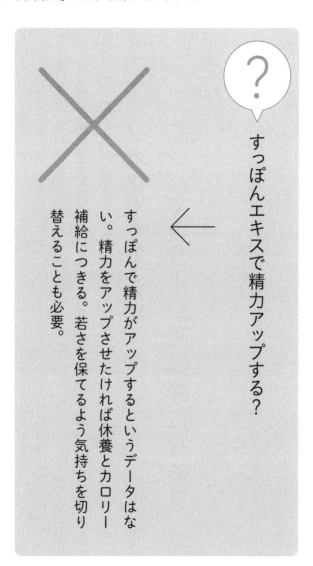

ホント？

ウソ？

45

ツボマッサージやリンパマッサージで健康になる？

鍼《はり》、灸、ツボマッサージの効果は実証されていない

鍼には3000年の歴史があるとされ、今では世界中に広く知れ渡っています。そのため効果についての研究も、ことのほか盛んです。

鍼は、いわゆるツボに針を刺したり、そこに電気刺激を加えたりして行うものです。一般に治療方法の研究では、多くの人々を2つのグループに分け、一方に治療を行い、他方には何もせず、長い時間をかけて観察を続けるという方法が取られます。薬の調査の場合、その薬を飲んだ人と飲んでいない人をくらべるわけですが、飲まないほうの人たちにも、本物の薬に似せてつくった偽薬(プラセボ)を飲ませるのが普通です。もちろん本人には内緒です。

このような配慮によって、本人たちが不安にかられることもなく、また「薬を飲んだだけで安心してしまい、効かない薬でありながら効いたような気になった」などの心理的な影響も考えなくてすみます。

ところが鍼の場合、どうにもプラセボが用意できません。そのため鍼の研究では、

ずさんなデータばかりが目立っていました。そこで海外のある研究者は、一計を案じて次のような興味深い実験を行ってくれました。

鍼を打つ際、より大きな効果を得るために電気で刺激するという方法があります。もちろん微弱な電気ですから、本人は通電がなされたかどうかは気がつきません。

そこで、対象者を2つのグループに分け、一方には正式な方法で通電を行いました。もうひとつのグループの人たちには、針を刺したあと、通電装置のボタンを押しても電気が流れないようにしました。ただし、治療を受ける人たちに怪しまれないよう、通電装置のボタンを押すと、ピピッという音とともに派手にランプが点滅するようにしておいたのだそうです。

そんな努力の結果は、両グループで効果に差がなかったというものでした。

また、ある研究者が、中国の有名な鍼灸学校をいくつか回り、高名な先生たちにツボの位置を絵で示してもらうことにしました。ところが、それぞれツボの位置はバラバラだったそうです。3000年の歴史とは、いったい何だったのでしょうか。

ツボを刺激すると何らかの変化が体内で起こるかもしれない、ということは否定できませんが、いまだそれが証明されていないのも事実なのです。

ましてや繁華街などでよく見かける「足ツボマッサージ」「耳ツボマッサージ」などは、コメントする価値さえないのではないでしょうか。

ツボを刺激するという青竹踏みをしたりすると、気持ちがよくなったように感じます。それで気分がよくなれば結構なことで、そんな心理的な効果まで否定するつもりはありません。

■リンパマッサージよりも運動のほうが効果はある

リンパマッサージなる言葉もよく目にします。

介護を必要とする高齢者の多くが足のむくみで悩んでいます。むくみを起こす原因はさまざまですが、医学的な検査でとくに病気が見つからなければ、運動不足によるむくみと判断されます。これを「リンパ性のむくみ」といいます。文字どおり、筋肉を動かさないことでリンパ液が足のほうに滞ってしまうのです。

リンパマッサージの資格を持っている人に治療を依頼したところ、何やらツボを押しているようでした。どうやら巷で流行しているリンパマッサージは、医学的裏づけのない、単なる民間療法だったのです。

足のむくみは、原因を問わず放置しておくとさまざまな障害が起きてきます。心配なのは、皮膚が過度に伸展した結果、角質層にひびが入り、細菌感染を起こしてしまうことです。これを蜂窩織炎《ほうかしきえん》といい、足がたらこのように赤く腫れてしまいます。

高齢者、とくに寝たきりになった人を介護する際は、ツボマッサージやリンパマッサージではなく、以下の点に注意を払うことが大切です。

・睡眠中も日中も、足を心臓より高く上げるようにする
・足の屈伸運動を毎日行わせる
・足を清潔にする
・入浴時に石鹸《せっけん》やタオルで皮膚をこすらない

■石鹸やタオルで皮膚をこすりすぎないよう注意

入浴時に石鹸やタオルで皮膚をこすると、大切な角質層を落としてしまいます。皮膚の角質層は、細菌の侵入を阻止する大切な役割を担っているのです。また皮脂層には、善玉菌がたくさんいて、体外の悪玉菌と戦ってくれています。石鹸やタオルで強くこすって皮脂を落としてしまうと、その善玉菌まで失ってしまうのです。

皮膚は、石鹸をつけなくともお湯で洗い流すだけできれいに保てるようにできています。なぜなら、汚れた機械はゴシゴシこすらないときれいになりませんが、人間の皮膚は生きていて絶えず代謝しているからです。私も石鹸はなるべく使わないようにしています。もちろんシャンプーなども同じことです。

もしどうしても石鹸を使いたければ、スポンジでよく泡立たせて、その泡を手にとって洗うようにするとよいでしょう。

ツボマッサージやリンパマッサージで健康になる？

×

←

ツボマッサージやリンパマッサージは、効果が実証されていない。（リンパ性の）むくみの予防と治療には、足を高く上げることと適度な運動が効果的。

Chapter4
まとめ

民間療法についての基本的な考え方

- 医師の指導のもとに受ける正式な治療ではない「民間療法」は、まず「この方法は自分の体質に合っているか?」「何か健康にマイナスになることや副作用はないのか?」を冷静に考える
- 健康法を実践するための器具や食品を購入しなければならないときは、その裏で大儲けしている業者がいることを理解しておく
- 民間療法は信頼できるデータがないものばかり。もし信頼できる科学的なデータがあれば、それは民間療法ではなく立派な医学となっているはず

●民間療法を実行するときは、効果があるかどうかよりも、重大な副作用がないか、あるいは重大な健康被害が起きていないかを確認すること

●安全な方法であることを判断するには、次の3つのポイントをチェックする

①昔から伝統的に実践されてきた方法であること。たとえば、乾布摩擦などは伝統的な健康法の好例といえる

②人間の体の仕組みに逆らわない、自然な方法であること。水を毎日2リットルも飲まなければならないような極端な健康法は、あきらかに間違っている

③特定の部位だけ運動したり、ひとつの食品だけをすすめたりする方法でないこと。私たちの遺伝子は、食品をまるごと食べたときに健康増進に寄与するようにできており、サプリメントは、この原則に反している

●自分の体質に合っているかどうかは、やってみないとわからない面もあるので、少しでも体調が悪くなったらすぐやめること

参考文献

本書の執筆に当たり膨大な数の学術文献を参考にしましたが、誌面の制約もあり、代表的なものだけをここにあげました。すべての研究者に感謝します。

1．岡田正彦『ほどほど養生訓』日本評論社、２００７年

2．岡田正彦『あと５kgがやせられないヒトのダイエットの疑問50』ソフトバンククリエイティブ、２００９年

1. Imai S, et al., Effect of eating vegetables before carbohydrates on glucose excursions in patients with type 2 diabetes. J Clin Biochem Nutr 54: 7-11, 2014.

2. Abe T, et al. Sleep duration is significantly associated with carotid artery atherosclerosis incidence in a Japanese population. Atherosclerosis 217: 509-513, 2011.

3. Šimánek V, et al, The efficacy of glucosamine and chondroitin sulfate in the treatment of osteoarthritis: are these saccharides drugs or nutraceuticals? Biomed Papers 149: 51-56, 2005.

4. Bjelakovic G, et al., Mortality in randomized trials of antioxidant supplements for primary and secondary prevention, systematic review and meta-analysis. JAMA 297:842-857, 2007.

効く健康法　効かない健康法

発行日　2015年8月30日　第1刷

Author　岡田正彦

Book Designer　黒岩二三(Formalhaut)

Publication　株式会社ディスカヴァー・トゥエンティワン
〒102-0093　東京都千代田区平河町2-16-1 平河町森タワー11F
TEL 03-3237-8321(代表)　FAX 03-3237-8323
http://www.d21.co.jp

Publisher　干場弓子

Editor　藤田浩芳(編集協力:さくらエディション)

Marketing Group Staff　小田孝文　中澤泰宏　片平美恵子　吉澤道子　井筒浩　小関勝則　千葉潤子　飯田智樹　佐藤昌幸　谷口奈緒美　山中麻吏　西川なつか　古矢薫　伊藤利文　米山健一　原大士　郭迪　松原史与志　蛯原昇　中山大祐　林拓馬　安永智洋　鍋田匠伴　榊原僚　佐竹祐哉　塔下太朗　廣内悠理　安達情未　伊東佑真　梅本翔太　奥田千晶　田中姫菜　橋本莉奈　川島理　倉田華　牧野類　渡辺基志

Assistant Staff　俵敬子　町田加奈子　丸山香織　小林里美　井澤徳子　橋詰悠子　藤井多穂子　藤井かおり　葛目美枝子　竹内恵子　清水有基栄　小松里絵　川井栄子　伊藤由美　伊藤香　阿部薫　常徳すみ　三塚ゆり子　イエン・サムハマ

Operation Group Staff　松尾幸政　田中亜紀　中村郁子　福永友紀　山﨑あゆみ　杉田彰子

Productive Group Staff　千葉正幸　原典宏　林秀樹　三谷祐一　石橋和佳　大山聡子　大竹朝子　堀部直人　井上慎平　松石悠　木下智尋　伍佳妮　賴奕璇

Printing　株式会社三秀舎

ISBN978-4-7993-1760-0